终结慢性疼痛

慢性疼痛

实用有效的自我治疗指南

黄如玉　著

U0314086

山东科学技术出版社
www.lkj.com.cn

图书在版编目（CIP）数据

终结慢性疼痛：实用有效的自我治疗指南 / 黄如玉著 . —济南：山东科学技术出版社，2019.4
ISBN 978-7-5331-9356-0

Ⅰ . ①终… Ⅱ . ①黄… Ⅲ . ①脊神经－保健－指南Ⅳ . ① R322.85–62

中国版本图书馆 CIP 数据核字（2019）第 034577 号

终结慢性疼痛
——实用有效的自我治疗指南

ZHONGJIE MANXING TENGTONG
——SHIYONG YOUXIAO DE ZIWO ZHILIAO ZHINAN

责任编辑：冯　悦
装帧设计：孙非羽

主管单位：山东出版传媒股份有限公司
出　版　者：山东科学技术出版社
　　　　　　地址：济南市市中区英雄山路 189 号
　　　　　　邮编：250002　电话：（0531）82098088
　　　　　　网址：www.lkj.com.cn
　　　　　　电子邮件：sdkj@sdpress.com.cn
发　行　者：山东科学技术出版社
　　　　　　地址：济南市市中区英雄山路 189 号
　　　　　　邮编：250002　电话：（0531）82098071
印　刷　者：济南鲁艺彩印有限公司
　　　　　　地址：山东省济南市历城区鲍山街道铁
　　　　　　骑路 68 号院内 5 号房
　　　　　　邮编：250100　电话：0531（88888282）

规格：大 32 开（140mm×203mm）
印张：6.5　　字数：135 千
版次：2019 年 4 月第 1 版　　2019 年 4 月第 1 次印刷
定价：48.00 元

医者仁心

　　当提到疼痛一词时，相信每个人都有不同程度的切身感受。可以说，疼痛与人的生命如影相随。在医学上，疼痛可分为生理性和病理性两种。前者作为警示性信号，可以提醒我们远离外在伤害，这种疼痛可以凭借自然康复而不需要任何医疗干预，例如，平时不锻炼的人偶尔爬山后带来的双腿酸痛；而后者多表现为慢性疼痛，即形成了慢性疼痛性疾病，这时的疼痛已丧失了警示的作用，已经对我们的躯体和精神造成持续的伤害，而且随着时间的延长，失眠、担忧、恐惧、焦虑接踵而至或交替出现，形成"恶性循环"。这时，就需要借助医生采取各种正确的医疗干预措施，缓解疼痛和各种不适，才能重新享受正常人生。道理说起来似乎不难，但实际上疼痛的成因为多维属性，尤其是慢性疼痛的发生发展机制非常复杂，这也是目前全球性的慢性疼痛治疗差强人意的原因之一。

　　疼痛诊疗作为新兴专业，目前尚未为广大民众所了解，甚至其他专业的医务工作者也知之不多，因此疼痛专业人员不仅肩负除痛祛病的责任，而且积极撰写疼痛科普作品也非常重要。遗憾的是，科学性与普及性相得益彰的疼痛科普作品尚不多见，常见的问题是科学性有余，而普及性不足，医生(作者)和患者(读者)的沟通似乎不在一个"频道"上。黄如玉医师所著《终结慢性疼痛——实用有效的自我治疗指南》一书则较好地弥补了上述不足，该书文字通俗易懂、条理分明，叙述循序渐进、娓娓道来，插图栩栩如生、一目了然，个案介绍和自己的亲身感受真实生动。阅读该书，仿佛是一位博学可亲的医者与你促膝面谈，不但将深奥复杂的医学专业知识由浅入深、层次分明地展现在你面前，而且把图文并茂、简便易行的疼痛康复方法传授于你，医者仁心，跃然纸上。

感谢未曾谋面的黄如玉医师辛勤写作，祝愿天下的疼痛患者早日冲破身心痛苦的"阴霾"，迎接美好灿烂的明天！

山东省立医院疼痛科

傅志俭

2019.3.20 于济南

给陷在疼痛中的你

黄如玉

历经两年多的时间，《终结慢性疼痛——实用有效的自我治疗指南》终于完成了！写一本和"慢性疼痛"相关的书的初衷，应该要从我进入"脊骨神经医学"这个领域开始说起。

起初认识脊骨神经医学，是因为十多年前在多伦多发生的一场车祸，造成了身体多处创伤和疼痛，从此我开始接触这门独特的医学。因为自己切身的经历，从患者慢慢转换成医师角色的我，对于许多人殷切期盼克服疼痛的心情，也能够深刻体会。

直到如今，知道我曾经受过伤的读者或学员们还是经常会关心地问我："你当初的车祸有没有留下后遗症？还会不会痛？"其实，要想完全远离疼痛，还是得从生活中做起，即便当初受的伤都已经痊愈了，身体依旧会因为曾经的创伤印记和习惯，不时又冒出来痛一下，时间久了，就会形成难以克服的"慢性疼痛"。

有些人和我一样，是因为过去创伤造成了慢性疼痛。更多的人，是由于生活中不小心忽略掉的细节，例如姿势、情绪、饮食、睡眠、运动等因素，逐渐耗损掉身体原有的自愈能力而产生了疼痛。这一类型的疼痛，深深影响了现

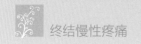

代人的生活。曾经有热情的读者很认真地跟我说："腰酸背痛、全身到处都痛应该排上文明病的第一名！"

的确，在推广预防医学和脊骨神经医学这么多年后，每每在演讲或是私下聚会的场合中，几乎所有人最关心的，都还是"疼痛"，大家都很想知道：

"身体为什么会痛？"

"怎么样可以不痛？"

"我的疼痛会好吗？"

"疼痛多久会好？"

"疼痛会不会永远都不会好？"

太多人关心这些问题，太多人想知道克服疼痛的答案，所以我把回台湾地区这几年，所看到的一些常见的慢性疼痛归纳出来，希望能够帮助更多人找到疼痛的根源，用最正确的方法解决长年疼痛的困扰。

有些读者会跟我说："道理我们都知道，要放松、多做运动、早点睡，可是没时间、没办法啊！"

听到了大家的难处，我将这些方法归纳简化成最简单、方便，不用花太多时间就可以实践的方法，提醒大家在生活中要注意的小细节。我经常听到网友或学员们反映，在开始改变走路时的用力方式或是开始尝试某些伸展后，疼痛就大有改善。我所建议的方法真的不难，只在于你愿不愿意从现在开始做起！

这本书虽然写了两年，难免有疏漏或不周全之处，还请各方贤达多多指教。这本书的完成，我要特别感谢所有在"跃翰健康学苑"里为我提供宝贵意见的学员们，你们一天天点滴的进步，是我继续在台湾地区推广"脊骨神经医学"最大的动力；当然还要谢谢网友、读者、听众们一直以来给我的支持，让我可以继续写作下去；还要谢谢必涵、马丁，以及我所有的好朋友们，无论开心或低潮，都始终陪伴在我的身边；最重要的要感谢我最爱的爸爸、妈妈、大姐、二姐，永远在我身后支持我完成想做的事情。

目录 Contents

Part 3
常见的慢性疼痛和改善方法

Part 4
常见的慢性病症和改善方法

Part 1

疼痛到底是什么

科技的进步虽然延长了人类的寿命，却没有同时
减少慢性病症的发生。反之，生活形态的转变，
使得更多的人提早感受到疼痛，甚至要学习跟疼
痛相处一生。

自踏入医学领域之后，就觉得造物主真是奇妙，也觉得生命真的是很短暂而渺小。随着医学、科技的进步，现代人的寿命被延续得越来越久。然而可惜的是，虽然看起来生命延长了，但是生活里的喜悦、乐趣，似乎没有随着岁月的增添而延续。最主要的原因，就是因为有更多的人，是活在"慢性疼痛"当中。

老了就一定会全身疼痛吗

第一次见蓝妈妈，除了看到她弯腰驼背的身影之外，她每一个步伐甚至讲话，都显得吃力。

"你是我最后一线希望，如果还是没办法，我就放弃了！"她拿出一大叠过去的生病记录、使用过的辅具、看过的医生名单，有点负气似的一个个摆在我面前。"我看过康复科、骨科、中医，还去上瑜伽课、做运动……但是却越做越痛，隔天根本起不来。很痛啊，也没办法睡。以前年轻的时候想，等孩子大了，退休了，我就轻松了，可以到处玩；可是谁知道身体会变得这么差，根本哪里也不能去。"

蓝妈妈像许多我曾经遇到的长辈们一样，长年被身体的疼痛困扰着。步入中老年的他们，在年轻的时候为了生活、为了家庭付出了全部的精力，却没有照顾好自己的健康。当身体报警的时候，也没有正视身体所做出的抗议，于是随着岁月的累积，在年纪慢慢变大之后，各种各样的毛病一个个冒出来。

　　我们平时最常见到的慢性疼痛，虽然好发于中老年人，不过近期似乎在年龄上有渐渐下滑的趋势。这里所指的"慢性疼痛"，广义上包含身体上下里外的不适，例如颈肩疼痛、头痛、腰疼背痛、下肢疼麻、头晕、慢性疲劳、长期情绪低落、精神不易集中、过敏、胃痛、腰痛、胃肠道不适、便秘、骨盆腔疼痛、生理痛、经前期综合征、下半身水肿、内分泌失调等。最令人感到挫折的是，许多问题好像没有办法根治，或是找不出"病因"。当原因不明的时候，除了挫折感之外，还有深深的恐惧感，担心自己是不是要一辈子与疼痛为伍，或是担心身体里是不是有更严重的病变，只是还没有被发现，使得心理负担更加沉重。

　　如果真的要找出所谓的"病因"，简单地说，几乎都和生活作息脱不了关系。现代人生活的方式和形态，跟一百年前的人类有很大的差异。科技的进步，许多发明让我们的生活变得很方便，同时也制造了许多"文明病"。

　　举例来说，现代人的生活，因为有了电脑和网络，原本一定要出门购买民生必需品的活动，已便利到只需要在电脑前用一根手指按下鼠标就能解决。除了活动机会大量减少之外，整个社会大环境的改变，许多人长期被学业、工作的竞争和压力压得喘不过气来，下班下课之后，不能够遵循古人"日出而作，日落而息"的生活规律，反而要挑灯夜战，牺牲睡眠时间。为了争取在学业上、工作上更突出的表现，还有更多的人，即便有休息的时间，大脑还是停不下来，晚上睡得很不安稳，甚至要依赖药物才能够一夜好眠。

这些生活上的改变，使得越来越多的人开始渐渐出现不知名、找不出原因的"慢性疼痛"，这些不知名的不适感，通常在初期阶段只是偶发性的不舒服，到后来才会变成长期的症状。一开始，我们最常感受到的就是不时的头痛、头胀、关节疼痛、肌肉僵硬、背部紧绷、疲劳、下肢水肿等；而当这些慢性疼痛愈加严重时，经常会影响到胃肠道的健康，进而出现反复性的胃痛、腹胀、腹泻、便秘等症状。

这些恼人的问题，如果可以直接吞几颗药丸就解决倒还容易。困扰的是，在医院做完几次检查之后，报告却显示一切正常，或是会发现一点轻微的异常反应，但应该不至于造成这么严重的不适感，所以通常医师会开具一些处方，试图减轻你的疼痛。可是，有多少人是拿了药不吃，或是吃了几次，觉得药物效果不明显，还造成其他的不良反应，就不吃了；或是开始担心自己真正的问题其实还没被找到。

"慢性疼痛"的五大类型

越来越多的人长期被这些不确定的疼痛困扰着，而疼痛者年龄层也有逐年下降的趋势。我根据咨询的经验，整理出最常由日常生活的疏忽所衍生出的"慢性疼痛"的五大类型：

> **长期发炎型——吃诱发炎症反应的食物，造成肠道敏感，同时启动免疫反应**

这一类型的疼痛在各年龄层都有可能出现，刚开始疼痛的感觉会集中在腰背部或是下肢，而不舒服的频率一般来说只会间歇性出现，或是出现在一天当中的某个特定时段，例如早上刚起床时或是下午四五点快下班时。这些不适感之所以经常会被忽略，是因为通常只需要让身体动一动或是休息一下，疼痛感就会消除。最典型的情况是，这一类型的人肠胃都会比较差，常常吃完东西后，容易感觉肠胃不舒服，或是经常性的伴随腹胀、闷痛、便秘或腹泻等问题。

有许多人问我，为什么肚子每天都鼓鼓的、胀胀的，或是经常都是"咕噜咕噜"地在胀气。如果从功能性医学的角度，也就是从身体功能运作的完整程度来看，这些摆脱不掉的胀痛感，其实是身体在发炎的一种警讯。这一类型的发炎不是我们一般认知的"红肿热痛"，而是指身体因为长期被环境和食物中的抗生素、农药残留、重金属等毒素消耗后，启动免疫反应所产生的发炎现象；也因为身体的免疫系统长期都跟这些毒素在"打仗"，其实也消耗掉了身体里的许多"能量"，慢性疼痛的疲劳感自然也就找上身了！

> **睡眠障碍型——晚上的睡眠品质差，浅眠容易醒，白天常感到疲惫**

　　根据台湾睡眠医学会的睡眠品质调查，全台湾大约四百八十万人有程度不一的睡眠障碍，包括难以入睡、浅眠、失眠、睡到一半容易惊醒、早晨起床后精神还是很差、没有饱足感等。长时间的睡眠障碍，会引起慢性头痛、头胀、头晕、肩颈疼痛、注意力难以集中、记忆力减退等症状。

　　有一位三十多岁的女性，头痛、头胀的问题已经困扰她十多年了，也就是说她从大学还没毕业就开始出现这些疼痛的征兆。她表示当时是为了准备考试，连续几个月都熬夜读书，没想到顺利毕业后，睡眠却出现严重问题。晚上睡不好，白天自然不会有精神，长久累积下来，不但肩颈疼痛，皮肤变得粗糙，生理期也紊乱没有规律；更严重时，会感觉全身无力，似乎怎么睡都睡不饱；周末偶尔和朋友们相约去骑脚踏车，她返家之后，腰部和大腿会持续疼痛一两个星期。

　　睡眠品质不佳或是睡眠时间不够，都会让身体应有的抵抗能力或是恢复能力变差。睡眠障碍的问题是因为生活中的某个环节，例如生活作息不规律、压力、负面情绪，或是身体的不舒服使得睡觉翻身时感到疼痛而醒来等因素，扰乱了身体进行修复的睡眠时间。身体无法借由睡眠休息，顺利地进行应有的"修复工程"时，就会在起床时停留在疲惫的状态；而白天一整天的工作和压力还是需要去面对，使得身体长期的"消耗"和"修复"不成比例，就会形成慢性疼痛的问题。

缺乏运动型——肌肉局部僵硬缺血，骨质疏松变形，体力大不如从前

社会形态的改变，使得多数人长期都处在运动量不足的状态下。美国在 2000 年公布的饮食建议中，特别慎重地将运动量放在维持健康的重点项目之一，而且所建议的运动量，是成人一天至少三十分钟、儿童一天至少六十分钟中等强度的活动量。

长期缺乏适度的运动，对于肌肉、骨骼、协调平衡和心肺的功能都会有很大的影响。很多人早上九点进公司就开始忙碌，到晚上七八点才下班，有时回家吃顿饭、看看电视，有时和家人朋友聚餐，一天就过去了！几乎都没有安排时间让自己好好动一动，只是偶尔在周末假日时，到郊外走一走；更多的人在假日时，还是待在家里看电视及补觉。所以很多人，几乎从开始工作之后，都是以一年一千克的

速度在增胖，等到衣服穿不下时，才猛然发现原来自己跟学生时代的体重相比，竟然已经多了十几千克！

许多人想通过运动来瘦身维持健康，可是缺乏动力，加上容易感到疲倦，爬楼梯走路也容易喘，只要久坐，腰就开始隐隐作痛，有时候会觉得肩膀很沉重，最后自己下了结论，就是"老了"，而这样的结论，也等于是宣告自己放弃想要运动的目标。

姿势不良型——肌肉失衡缺乏弹性，还会引起局部肥胖

姿势不良所引发的疼痛几乎是现代人的通病，尤其现在很多的小朋友提早发育，功课压力又大，很容易产生姿势不良的问题。例如，背书包的方法或是写功课的姿势不对，都会让小朋友从小就养成不良的习惯。而工作之后，办公桌椅的摆设或是提东西、搬东西的习惯，甚至是鞋子的选择，生活中许多的小细节，都有可能让你的肌肉处在长期失衡的状态下。

我看过一个女孩子，因为从小习惯性驼背，成长过程中也没有被纠正，到了三十多岁时，驼背的姿势已经相当严重。除了体态不好看之外，也影响了她走路的样子，甚至经常觉得胸口闷闷的，上背部、肩颈部也会持续性疼痛。而且因为上班的关系，她每天都必须在电脑前坐一整天，日积月累的不舒服感，使得她现在只要坐着超过两小时，

就会觉得上半身很不对劲；去医院，医生也检查不出原因。

相信许多人都意识到姿势不良所带来的疼痛，可是最难改变的就是"习惯"，长期依赖电脑、手机等工具，习惯用肩膀夹电话或是斜着眼睛、歪着头看屏幕，这些姿势不仅会衍生出局部肌肉肥厚的问题，还会让慢性疼痛偷偷找上你，甩也甩不掉！

情绪干扰型——肌肉骨骼关节和肠胃道都是体内情绪的垃圾桶

情绪的起伏会影响到身体的健康，所谓"伤心"或是"心痛"，都是指情绪低潮难过的时候"心"会难受。其实，情绪和压力，对于身体的消化系统也有直接的影响。例如有些人在考试前、上台演讲前就会肚子痛或是腹泻，有些人压力大的时候就会暴饮暴食，而有些人在失恋时则吃不下、没有食欲，这些都是身体即刻反应的一些症状。当这些症状成为慢性的情绪问题时，身体中的肌肉就会莫名地僵硬紧绷，尤其在上颈部和头顶的位置。简单地说，当身体需要找"发泄情绪"的出口时，几乎都免不了会落在肌肉骨骼和胃肠道系统中。

当你长时间颈痛或是头痛，伴随胃肠道的不适时，可能你的问题正来自于"情绪"。我看过许多在工作事业上有非凡成就的人士，因为有一些潜意识里解不开的"觉知"，例如罪恶感、愧疚感、被需要感、认同感等很深层的情绪问题，而对自己制订了很严格的目标，给自己莫名的压力。

在外人眼里他应该没有什么好担忧的烦恼，也不需要把自己的生活安排得如此紧凑，可是这些来自于内在的自我期许压力和负面情绪一直无法有效地释放，就会出现长期头痛、颈痛或是经常性的胃肠道发炎等现象。这一类型的人最常被诊断为"自主神经失调"，所以也被归类为需要长期服用药物的人群。

关节病变——代谢失衡或遗传引起的疼痛

除了上述生活当中因为疏忽细节或是习惯所造成的慢性疼痛之外，还有另外一种类型的疼痛源自"关节病变"，也让许多人长期被困扰着。我会单独将这种类型拿出来说明，因为关节病变的根源问题并不来自于生活当中错误的方式，而是由代谢失衡或是遗传基因引起的。这种类型产生的慢性疼痛，并不亚于因为错误的生活方式而引发的疼痛，我在之后的章节也会陆续作详细介绍。

依症状找出你的疼痛源头

当你已经长时间处在疼痛的状态下，无论是偶发性、间歇性或是持续性的头痛、颈痛、背痛、腰痛、腹痛、胸痛、手痛、脚痛等任何类型的疼痛，尝试过许多的方法，效果都有限，那么疼痛的原因就有可能源于上面提到的五大类型。接下来的问卷，可以协助你找到生活中造成慢性疼痛的源头。要克服讨人厌的疼痛，最重要的就是把问题"连根拔起"，当问题的源头被找到之后，才能够"对症下药"，解决问题。

你在"疼痛检测表"中勾选到最多的区块，就是目前引起疼痛的最主要原因，其次依勾选的多寡顺序排序。例如在"睡眠障碍型"有六项符合你目前的情况，"长期发炎型"有五项、"缺乏运动型"有四项、"姿势不良型"和"情绪干扰型"各有三项，那表示你现阶段最需要修正的就是睡眠的问题，其次是饮食习惯，而后为运动，最后再处理姿势和情绪的问题。

不过，无论是哪一个区块，当你在任一区块勾选了三项以上，都代表你的生活在那个疼痛因素当中处在"失衡"的状态。因为失去了平衡，影响了身体原有的"自愈力"，才会让身体开始求救，进而产生慢性疼痛。

疼痛是身体失衡的求救讯号

　　"疼痛"这件事非常主观，虽然现代医学很努力地想让疼痛可以具体化、量化，但疼痛依旧是一种很个人的感受：没有人可以理解你有多痛，除了你自己以外。

疼痛检测表

长期发炎型

◆ 经常在餐馆吃饭；三餐中有两餐吃外卖；已经很少在家里做饭

◆ 排便时间不固定，或是需要很用力、在厕所待很久才能排出

◆ 有所谓的"过敏体质"，天气变化时呼吸道、皮肤等处都会特别敏感

◆ 经常感冒、咳嗽、鼻塞、流鼻涕或是习惯用嘴巴呼吸

◆ 容易长粉刺

◆ 经常腹胀、腹泻

◆ 长期服用药物

◆ 伤口恢复得很慢，或是被蚊虫叮咬的红肿处要好几天才会消退

睡眠障碍型

◆ 不管睡多久，早上起床还是会感到很疲倦、缺觉

◆ 起床后会觉得身体很僵硬或是疼痛

◆ 睡觉时很难找到舒服的姿势

◆ 晚上睡得很浅，一点点声响就容易被吵醒

◆ 已经换了各式枕头、棉被、床垫，还是觉得不舒服

◆ 不容易入睡，要在床上翻来覆去很久才能睡着

◆ 白天精力容易分散，专注力很难集中

◆ 记忆力变差，容易忘东忘西

缺乏运动型

◆ 体重有每年稳定攀升的趋势

◆ 已经很久没有运动了

◆ 有电扶梯的地方就不会爬楼梯，偶尔爬楼梯就会喘

◆ 拿东西、转瓶盖或是拧毛巾时，会觉得越来越没力气

◆ 平衡感不太好，经常会绊倒或是踢到东西，常常扭到脚

◆ 最后一次去郊外接近大自然已经是三个月前的事情

◆ 柔软度不佳，弯腰、蹲下很吃力，或是弯腰、蹲下后起身很吃力

◆ 每次运动完之后，接下来几天全身都会感觉疼痛

姿势不良型

◆ 上班时间长，而且几乎都在同一个姿势下工作

◆ 下班后最喜欢的就是窝在沙发里看电视

◆ 颈前或是颈后有一条以上明显的横褶纹

◆ 习惯跷脚，无法持久端正坐好，坐正就会觉得不自在

◆ 皮包习惯背在左肩或右肩，否则就会觉得重心不稳或是背带一直滑落

◆ 睡觉习惯蜷缩着，身体像虾一样卷起来

◆ 经常被人纠正姿势，提醒你不要弯腰驼背

◆ 会不自主地走路"内八字"或"外八字"，或是觉得自己走路"怪怪的"

情绪干扰型

◆ 经常在忙碌工作或是朋友聚会后回到家，感到空虚或无力

◆ 经常做噩梦，例如被追逐、考试写不出来等紧张不愉快的梦

◆ 心情很容易受到天气影响，例如下雨天、天气变冷就容易感到烦躁

◆ 每天都觉得很忙碌、时间不够用，却经常忘记自己做了哪些事

◆ 容易焦虑、紧张、担心、烦躁

◆ 越来越没有耐心，容易心浮气躁发脾气

◆ 觉得世界上没有人了解你，经常有孤独感

◆ 自我要求高，希望每件事情都能够做到完美

　　用科学的知识来说明疼痛，可以从神经传导的角度开始，"疼痛"的感觉需要通过身体里的神经传递"疼痛讯息"，大脑接收到这个讯息之后才会做出反应。意思是说，疼痛本身是身体需要帮助的求救讯号，从远端请大脑做出反应来协助身体的各个区块能够完整运作的机制。如果没有讯息的传递，身体的其他区块就得不到足够的资源，也就无法进行自我疗愈了。

　　而身体为什么需要求救？这和身体失衡有关系。我们身体的机制，需要三个方面的平衡来维持：化学层面，例如激素的调节、酶素的分泌、腺体功能的转换等；物理层面，例如脊椎的位置、肌肉的力量、关节的活动度等；还有情绪层面，生活中喜怒哀乐的平衡、压力的释放、情绪的控制等。当这三个方面中任一环节出现了"失衡"的状态，彼此之间就会相互支援合作，试图维持身体的正常运作，但是当失衡的情况越来越严重的时候，身体就会发出更明显而强烈的求救讯号——疼痛，以寻求更多的支援，机制的正常运作才得以维持下去。

　　许多人因为生活压力大，渐渐地能够体会"生理影响心理，心理影响生理"这个现象。生理和心理之间的关系，解释了情绪层面和化学及物理层面之间的对应关系，而大家比较不清楚的可能是，化学和物理之间也会有相互影响的联动性。对于慢性疼痛的产生，如果能够找出最根本的来源，对于疼痛的改善才能够真正做到"对症下药"。

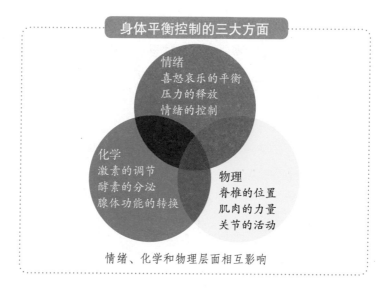

身体平衡控制的三大方面

情绪
喜怒哀乐的平衡
压力的释放
情绪的控制

化学
激素的调节
酵素的分泌
腺体功能的转换

物理
脊椎的位置
肌肉的力量
关节的活动

情绪、化学和物理层面相互影响

有一位事业很成功的人士，长年为颈痛所苦，到最后，只要有人介绍他什么方法有效，或是看到相关报道，他都把自己当成小白鼠，无论吃的还是用的，中医、西医、康复、推拿，以及打、拍、扭、拉等方式，他都来者不拒，勇于尝试，但还是无法彻底摆脱颈痛。而长期被疼痛困扰的他，睡眠品质自然不好，也连带影响了白天的工作，总是依赖大量的咖啡来提振精神，恶性循环之下，身体的新陈代谢逐渐变差，体重却越来越重，脾气也变得暴躁，对旁人失去耐心，人际关系也逐渐出现问题。

当我见到他的时候，就生理结构的变化来说，他的颈部并没有受到严重的破坏，虽然有些轻微的退化情况，但应该不至于造成他所描述的疼痛感。而从他的生活形态来看，他最大的问题，就是"身体失衡"，过高的自我期待、超时的工作、对休息的抗拒，使得他在疼痛的感受度上远远超过一般人的承受力，所以剧烈的疼痛使他落入了这个很难跳脱出的恶性循环，失衡的情况也难以重新平衡。

想摆脱失衡的恶性循环，或是根本不要让自己有机会掉进这样的恶性循环中，我们必须知道，当身体开始求救的时候，千万不可以轻视，因为当"问题"开始发生，你不去理会它，疼痛只会越来越剧烈，越来越严重，也许不是在同一个层面显现出来，但是身体一定会为了维持平衡而寻求协助。

当然，因为疼痛感非常主观，相对也会有许多因素改变每个人对于疼痛的感受度，例如情绪、睡眠品质、对于疼痛的专注力等。举例来说，有些小朋友跑跑跳跳，手或脚常常撞成瘀青，当你问他什么时候撞到、怎么撞到的，他记不得，也不太感觉疼痛，因为在撞击的当时，他是聚焦在其他的事情上面，所以虽然在受伤的当下应该是疼痛最明显的时刻，他反而不太有感觉。有些人，尤其经常在长辈的身上看到，因为长年累月的疼痛，生活中又有来自不同原因的负面压力，即便只是一点点的不舒服，都有可能被扩大解读成很严重的疼痛，就他自身的感受上，的确是巨大的疼痛感，只是旁人可能无法理解，觉得老人家自怨自艾或无病呻吟。这都与疼痛的感受在程度上的不同有关。

疼痛的自觉感受——现象与症状

因为疼痛程度非常主观，使我们经常陷入迷惘，就是身体有"疼痛"才代表有问题，而且越痛代表问题越大，"不痛"则是没有问题，所以身体的健康好坏，是由疼痛发生的频率、程度、范围等因素来判断的。

虽然现在我们知道，"疼痛"是身体在失衡状态下所发出的求救讯号，为了寻求更强大的支援来维持身体的正常运作，但其实"疼痛"本身和身体的健康好坏，没有直接对应关系，而是自觉性的疼痛感来决定疼痛程度到底有多剧烈，这些疼痛的反应，则是由许多外在或是内在条件影响的。

以牙痛为例，很多人都不太喜欢看牙医，因为很害怕看牙医时电钻的声音和器具碰到牙齿时产生的敏感疼痛，其实牙齿最外层的珐琅质很坚硬，对于牙齿的保护机制很完整，所以除非蛀牙已经严重到影响周围神经或是发炎，可能很多人根本没有感觉。但是有些人的牙齿特别敏感，明明很重视口腔卫生了，而且检查后的牙齿也都很健康，却还是要买"舒缓敏感疼痛"的特效牙膏，就是因为神经的传导太敏锐，只要吃东西、喝冰水就会刺激到传达疼痛感的神经，所以即使牙齿本身没什么问题，却还是经常感到"痛"。

疼痛的种类

肌肉痛：疼痛的感受比较表浅，范围较广，通常经按压获得疼痛的点，有些人甚至会觉得按压的时候还蛮舒服的。常见的表现：剧烈运动后、大扫除过后、搬完重物后肌肉过度使用导致的疼痛。

关节痛：在某些特定的姿势下出现的疼痛，痛的感觉比较深，不在特定角度时，疼痛感不会那么严重；很难按压到痛的点，通常要过好几天才会慢慢改善。常见的表现：落枕、腰扭伤。

骨痛：很多人都担心自己骨头有问题，骨头受伤。其实，一般的"骨痛"的感觉都是来自于骨周围的组织，包括韧带、肌腱、筋膜等，也就是骨头周边的软组织所产生的疼痛感，不是真的来自于"骨头"的疼痛。

内脏痛：相对于骨骼关节肌肉系统里疼痛神经的敏锐程度，内脏里的疼痛神经是比较不敏锐的，这也是为什么很多人胃肠道的内壁有溃疡、炎症、肿瘤等，所对应的症状却不会有太多"疼痛"感，而需要通过相关的血液筛检或是影像检查才能够被发现。换句话说，平时定期健康检查，对于早期发现"隐性病变"来说，是相当重要的！

因为疼痛的因素太多也太主观，处理"疼痛"这件事情，对于现代医学来讲，是一门需要"艺术"的课题。目前现代医学的范畴主要在于针对症状的治疗，也就是说，需要有生理结构上的破坏，才能够用科学的方式来解释疼痛的根源。我经常看到许多人已经出现僵硬、疼痛、紧绷等"现象"，可是 X 线检查或抽血化验却显示一切正常，没有严重的问题，所以对于疼痛也束手无策。但是当身体的求救讯号不被理会，只好越叫越大声，疼痛就由偶发性疼痛变成持续性疼痛，由轻微疼痛变成剧烈疼痛，由一般疼痛变成慢性疼痛。

疼痛是身体的求救讯息

"慢性疼痛"找上身，是需要好长一段时间来"酝酿"的。如果将疼痛用一个可量度的光谱来看，通常当身体开始出现失衡的状态，会先在"功能"上出现一些现象，也就是偶发性的不舒服，例如偶尔的头痛、暂时性的疼痛、天气剧烈变化时身体会僵硬等等。在这个阶段，相关的医学检查仍无法检出严重的结构变化，也就是还"找不到病因"。而因为失衡的情况没有得到回应，身体开始发出更"大声"的求救讯号，所以疼痛的频率会增加、程度变得更重、疼痛范围变得更广，或是涉及其他的层面，引发其他相关的症状，例如焦虑、不安、忧郁、失眠、亢奋或是肠胃道的不适、呼吸不顺、经期紊乱、心悸等症状。但即使已经产生了这么多不舒服的症状，医学上的检查有时依旧无法

疼痛的光谱

轻微的现象，偶尔发生，休息一下就好。	疼痛频率变多、疼痛程度加剧，痛两三天才会好。	每天都很痛，到处看医生，结构已经有变化：长骨刺、退化。

说明确切原因，所以患者经常被判断是精神压力所致，而以抗忧郁、镇静、抗炎、肌肉松弛等药物来做治疗。

这些药物对于疼痛的减缓的确会有一定效果。前面提到，身体产生疼痛是一种求救的讯号，当你将这个讯息的传递阻断的时候，大脑得不到求救的讯息，自然会减缓对于疼痛的觉知。可是，当药效退了，讯息的传递又重新恢复后，身体一样继续在求救，所以疼痛还是会回归到原来的感受上，继续同样的恶性循环。

当身体功能性问题没有被处理，时间一久，就会衍生出结构性的问题，也就是身体撑不住了，所以开始有结构性的破坏。最常见的例子就是关节退化，当关节受力已经失衡时，承受重量的机制就会改变：当压迫变严重之后，就会形成骨刺，让关节有更多的受力面积可以承受重量，于是关节的空间变窄，活动度减少，僵硬的情况也就更加严重。到了这个程度，医学检查就可以很明显找出疼痛的位置，但在时间上，却已经延宕很久了。

这也说明了为什么许多人会将"退化"和"老化"画等号。退化的形成是需要时间酝酿的，需要身体功能上的不足和疲乏，进而衍生成构造上的变化和破坏。初期的现象，因为不够具体，很容易被当作微不足道的小毛病而忽略，尤其当身体的问题无法被现代医学精确地指出原因时，更容易让人轻视疼痛对身体造成的威胁。

随着现代医学的进步，更多精密仪器的发明和创造，使得许多"人"的问题，反而需要借由"机器"来告诉我们答案，也因此让我们忽略了"人"的感受。疼痛的产生，是让我们惊觉身体需要帮助的讯息。其实，身体里面住着一个最优秀、最能发挥疗愈能力的医生，只是当我们忽略疼痛或是习惯用药物抑制疼痛的时候，这个与生俱来的能力也就被挟制住了，而这个最有疗愈能力的医生就是我们的"自愈力"。

自愈力——世界上最有效最好的医师

前面提到，身体在初期失衡所产生的疼痛，多半会以轻微的间歇性疼痛开始，才会让我们在生活当中忽略了疼痛对于健康的影响。我们的身体其实有一个充满智慧的机制，就是身体自我疗愈的能力——自愈力，这个机制会在身体失衡的时候被启动，尝试以各种方式让身体继续正常运作，必要的时候，身体各个层面的反应—— 无论是化学的、物理的或是情绪的—— 都会尽力协助身体失衡的部分，进而减低及疗愈疼痛。

但是当这个机制不停地受到干扰或是挑战时，问题就会持续发生，疼痛的程度、频率和范围皆会加大，身体的自愈力也会逐渐消耗殆尽。所谓"自愈力"，就是身体自行修复疗愈的能力。这个能力是与生俱来的，是老天爷赐予的礼物，也是世界上最好的医生。

自愈力的疗愈工程

在加拿大时，有一天姐姐三岁的女儿在雪地里跌倒，膝盖处擦破了一点皮，周围也有点瘀青，姐姐帮她处理伤口时，一碰到水，她就痛得大哭，嚷嚷着要去医院。姐姐有点哭笑不得地对她说："痛不用去医院，自己会好。"

在小朋友的认知中，受伤、生病了，就要去医院看医生；长大后就会知道，轻微的小伤口、瘀青甚至感冒等，都是"自己会好"，这就是"自愈力"。而身体所依赖的也就是我们自行修复的能力，以现代医学的其他用语来说，就是"抵抗力""免疫力"。我们身体有足够的能力来抵抗任何不属于身体该有的物质，以维护正常的功能运作，也有启动免疫力来对抗毒素、细菌的能力，而这些总的来说，都是身体自行修复、疗愈的能力。

有些人在流行性感冒的季节里，一定会跟着来回感冒好几次，就表示这个人的抵抗力比较差。而有些人，每天精神奕奕而且很少生病，无论同一个办公室里多少人感冒，他总是可以全身而退，还活蹦乱跳，就代表他的身体很强壮，抵抗力很好。为什么有些人的自愈力可以很旺盛，而有些人却不时就会生病感冒呢？

自愈力要能够完整地发挥，需要身体各方面的配合：神经系统有效率地传递讯息，使大脑提供足够的资源给身体各个部位，进行必要的疗愈工作。其实我们的身体每天都在进行修复的工作，因为我们每天都会接触到使身体损坏的来源，包括食物和环境中的毒素、负面的压力、错误的姿势、污染的水质、过度疲劳等。自愈力在白天辛苦地工作着，使身体维持在健康可运作的状态；到晚上，自愈力就像电池需要充电，通过休息与睡眠让身体的修复工程得以继续。当自愈力能够发挥到完整极致的时候，身体像是"金刚不坏之身"，不怕外来物质的侵袭，可是如果自愈力被限制住，或是耗损的电力无法充电时，自愈力负荷不住，身体自然就会频频出状况。

有些人摔伤后红肿的伤口要很久才能愈合，就是因为自愈力不够完整的关系，以外在的伤口来看，我们可以很清楚地理解这个概念。当身体内部出现伤口，即当身体里化学、物理或是情绪层面出现失衡时，如果自愈力不够完整，也会需要很长的时间才能够让伤口复原。以此类推，如果每天消耗的远比补充的来得更多更快，身体始终无法被疗愈，求救的讯息自然会越来越严重，也就衍生出慢性疼痛。

慢性疼痛的产生，最大的杀手就是身体自愈力透支，消耗掉身体所有可以代偿和周转的机制，当自愈力不停地在运转而来不及补充的时候，就会疲乏到无法继续运作，而持续出现莫名的症状。

当疼痛发生的时候，我们需要的是启动身体的自愈力，让这个世界上最好的医生来进行疗愈的工作。从疼痛的光谱上来看，当初期有一些间歇性、轻微的疼痛时，就要意识到身体需要帮助，察觉身体的需求，找出疼痛的根源，并且从生活中找到抑制自愈力完整发挥的原因。当这些原因被排除的时候，身体的自愈力就启动了！

如果问题已经严重到自愈力无法支撑，就必须寻求专业医师的协助，以复健或用药等方式，来解决并改善疼痛的问题。但真正在进行疗愈、康复工作的，还是身体内部的能力，只有这样才能够恢复真正的健康。根据这样的逻辑来看，与其说医师所扮演的角色是"治疗"，还不如说是帮你在外部包扎伤口，让身体能够更有效率地进行内部的疗愈工程。

影响慢性疼痛感受的机制

身体要能感受到"疼痛"，就必须有产生痛感的组织及物质，通过神经系统传导"疼痛"的机制，将讯息告知大脑。

我再拿牙痛举例。当严重蛀牙时，牙医通常会采取根管治疗，就是所谓的"抽神经"，把传递疼痛讯息的神经破坏掉，牙齿就不会有疼痛感，但是也失去了原本身体可以提供的资源，所以牙齿会变得脆弱，需要更小心地保护。当我们在服用止痛药的时候，也是减少身体对于疼痛的敏锐度，以达到减缓疼痛的效果。

身体里传达讯息的机制，需要借由神经、脊髓、神经疼痛接收器和神经传导物质，才能够将讯息顺利地传递到大脑。其实，不仅只有疼痛的讯息需要这个传导的机制，所有的感受，包括温暖、触摸、震动、瘙痒各种感觉，也都需要一定的"神经路线"传导。

过去，科学家一度认为这些神经路线就是在身体里走自己的特定路径，像公车路线一样，从身体的各个部位通过神经，再经过脊髓到达脑部；后来，科学家经过更多的研究发现，在脊髓的后方，有一个区块叫背角（dorsal horn），里面有一个类似开关闸口的机制，可以影响疼痛大小程度。也就是说，当疼痛出现时，闸口的通畅与否，会影响到疼痛在感觉上的不同，而借此控制疼痛。

神经路线当中很重要的一个变因，是感觉传递的"速度"。所有的感觉在传递速率上是不太一样的，"疼痛"当中，闷痛、钝痛、瘙痒、刺痛、灼热痛等，各自有不同的传递速率。当同一时间有不同的感受一起发生的时候，跑得比较快的感觉以比较短的时间到达终点——脑部，跑得慢的感觉就会在闸口被阻挡，而变得不敏锐。

为什么只有左肩会疼痛

有一位中年妈妈因为左肩剧烈疼痛，连炒锅都无法端起，因此就诊。当我帮她做检查时，发现她的右肩其实也有问题，但她却不觉得右肩会疼痛；直到她左肩的疼痛恢复六成左右时，她才慢慢察觉到右肩的疼痛，甚至有时会出现比左肩还严重的疼痛感。

有许多人会在最严重的疼痛得到舒缓之后，才渐渐发现身体其他部位的不适，这与疼痛的神经路线有关。身体最痛的、跑得最快的感受先到了大脑，其他的感受就变得相对不敏锐，等到跑最快的疼痛减缓消除了，其他的感受才会慢慢传递到大脑而——浮现。在感受的传导速度上，轻触按压的速度，远远超过刺痛、闷痛、钝痛等其他疼痛，这就是为什么按摩等类似的手法，对于疼痛具有一定程度的舒缓作用，只是疼痛的减缓无法持续太久，按摩中断之后，问题的根源还在，疼痛自然又会冒出来。

感觉跑得有多快

速度（米 / 秒）	感觉类型
0.8 ~ 3.2	钝痛、瘙痒
8.0 ~ 56.3	刺痛、灼热
56 ~ 112.7	轻触、触摸

身体要传递疼痛，有许多相关化学物质担任很关键的角色，神经传导物质就是其中一项。

感觉的传递，是由一个神经细胞将讯息传给下一个神经细胞，一个个在"神经路线"上，传递到大脑。其中，一个神经细胞和另一个神经细胞彼此的联系，需要倚靠"神经传导物质"来辅助。这有点像是小时候玩的传话筒游戏，一群小朋友站成一排，第一个小朋友说了一句话，然后传给下一个，一个接一个地传到最后一个小朋友，看最后一个小朋友听到的话，是不是跟第一个小朋友说的一样。神经传导物质就像是中间传话的话筒，担任一个媒介让讯息能够传递下去。

神经传导物质又分成很多种类型，简单的分法，可以分为增加疼痛和降低疼痛感的。当身体里分泌特别多特定的神经传导物质时，也会改变对于疼痛的感受程度。以上述的例子来看，就像是在传话的过程中，疼痛讯息随着传递的过程被放大或是减少。

神经传导物质：感觉讯息的传声筒

我们先从大家最熟悉的血清素（serotonin）谈起。这是一种体内自己生产的物质，通常被拿来讨论时都是和情绪有关。但其实在疼痛讯息传递的机制里，血清素可以抑制疼痛感受，让原本 10 分的疼痛在感受上只剩 5 分。简单地说，当身体里有足够或是较多的血清素时，疼痛感就会比较不敏锐，这也是为什么血清素有"快乐荷尔蒙"的称号。

身体里有止痛的物质，相对也会有增加疼痛的物质。物质 P 就是一个会让 5 分的疼痛变成 10 分的神经传导物质。当身体内有过多的物质 P 时，神经会变得特别活跃敏锐，对于疼痛或不愉快的感受就会特别敏感，甚至小范围的疼痛，都可以被物质 P 传导成大范围的疼痛。

内啡肽（endorphin）是身体可以自行分泌用来抑制疼痛的物质，因为构造形态及作用上和吗啡类似，所以也有"体内吗啡"的称号。内啡肽主要的功能，是让身体感到快乐、减少疼痛，并且减低物质 P 对于身体的影响。内啡肽比较特别的是，有点像身体自行的救援机制，当你不小心跌倒了、受伤了，身体会通过自愈力，主动多分泌一点内啡肽让你的感觉好一点。所以当我们跌倒的时候，一开始会感觉很痛，但是过了一会儿，疼痛的感觉就减缓了，就是自愈力让身体减缓疼痛的机制。但是如果今天处在慢性疼痛的情况下，无论是化学、物理或是情绪层面所造成的疼痛，当身体试

增加疼痛和减少疼痛的神经传导物质

	好的神经传导物质：血清素、内啡肽、多巴胺、γ-氨基丁酸	坏的神经传导物质：物质 P、前列腺素 E_2
对身体的影响	减少疼痛，产生愉快的感觉，安定情绪，提高睡眠品质	增加疼痛，提升身体炎症反应
如何增加	运动、呼吸技巧、休息、放松、均衡饮食	神经接收器过度刺激、不当饮食、服用过多药物
如何减少	压力、负面情绪、睡眠不足、缺乏运动	按摩、运动、静坐、饮食控制

图不停地让内啡肽来协助你，可是疼痛根源始终没有被解决，某一天内啡肽这个天然的体内吗啡也会失效，而疼痛也会随之加剧。

慢性疼痛的范畴

正因为人体如此复杂，感觉和疼痛的传递机制这么的精密，以至于当身体有任何一个层面、功能运作出现失衡的时候，就会很轻易地影响到其他部分，所产生的慢性疼痛也变得十分多元。

所有找不到根源的问题病症，我们在这里统称为"慢性疼痛"，包括头痛、头晕、颈痛、慢性疲劳、长期情绪低落、精神不集中、记忆力减退、失眠、忧郁、焦虑、过敏、心悸、胃痛、不知名的疼痛、腰痛、便秘、骨盆痛、生理痛、经前期综合征、下肢水肿、内分泌失调等。

神经传递讯息的机制，最后的目的地——脑部，则是对于疼痛的程度、大小、范围等最终做解读的地方。当我们身体有疼痛的时候，脑部管理情绪的区域"边缘系统"会同时被启动，并且回应到自主神经系统，诱发身体做出相对需要的反应，以维持身体最基本的运作。

举例来说，当你不小心踢到桌脚时，反射性反应会让另一条腿的膝盖弯曲来稳定身体的平衡，手会反射性拉住可以扶靠的地方，这些反应都是身体为了减少伤害而做出的保护机制。而当你确定安全，只有小腿部分感觉到痛时，就会轻触、按压或是揉一揉伤口周围，暂时改变脑部对于疼痛感觉的接收速度。与此同时，脑部的边缘系统会出现愤怒、生气或觉得倒霉等情绪反应，心跳也会随之加快，身体主动释放出更多的神经传导物质，如果感觉很痛，可能还会出现呼吸急促、冒汗等相对应的现象。

这是我们身体对于疼痛的反应机制，是一个急性且相对轻微的问题，所以我们可能都觉得很合理。然而，当疼痛是长期性的，身体要时时刻刻处在"战斗"的状态时，反应就会变得不一样。

我们不小心掉进一个慢性疼痛的恶性循环时，很可能会因此越陷越深，因为我们的神经系统在面对疼痛时，所做出的反应都是为了应对暂时的疼痛，例如体内物质的分泌、心跳、呼吸、血压等，所有的改变都只是"暂时性"的急救。若身体产生疼痛的问题没有被解决，就会不停地求救，不停地请大脑提出应对的措施，久而久之，这个应变系统会跟着乱掉，而衍生出其他的问题。

启动自愈力，就能远离疼痛

假设慢性疼痛是姿势不良引起的，身体关节承受重量的机制失衡，局部的关节活动度受限，就会请求大脑协助支援。可是如果姿势一直不纠正，这个机制不停地在运转，久而久之，肌肉就会变得僵硬，而失去应有的柔软度，关节也会变得紧绷，局部循环变差。但是应变系统在这个过程中仍在持续地运转，身体在这个过程中耗费太多力气用于寻求大脑的协助，自然会感到莫名的疲倦、无力。而因为没有精神，就不愿意去做运动，进而影响体内血清素、内啡肽等神经传导物质的正常分泌，对于疼痛的感受则会更强烈，疼痛就会跟着扩大范围和程度。疼痛的敏锐度增高，就会影响睡眠品质，而没有足够的时间让身体进行修复，白天精神更差，情绪低落。就这么日复一日，恶性循环，所影响的层面也就越来越广了！

边缘系统对于疼痛的影响，会让疼痛范围直接扩大到其他系统，甚至影响到情绪、血压、免疫系统、呼吸系统、消化系统等身体的其他部位。这也是为什么有相当多的人，只要身体有一个方面，无论是化学、物理或是情绪的层面出现问题，就会影响到身体各个部位的运作。其实原本身体所产生的反应，都是为了"生存"的应对措施，只是当我们破坏了这个美好的机制时，身体自然会冒出一些无法解释的疼痛，而且难以克服。

以过去对于疼痛的观念，出现无法解释、不明原因的疼痛或症状的时候，就会直接认为身体一定有什么地方出问题，只是还没有被找到。当我们很执着地相信这个信念时，同样也会导致边缘系统做出一些反应，例如更多的焦虑、不安、无助感、恐惧感等等，对于已经陷入慢性疼痛的人来说，只会让情况更恶劣，身体需要动员更多的支援来协助多方面的失衡。

我们可以理解疼痛的机制和神经系统运作之后，自然可以理解为什么慢性疼痛涵盖的范围这么广泛，许多看起来不相干的问题，原来都出于同一个根源。身体的运作是非常奇妙的，当我们对身体的疗愈能力有更深层次的认识，就可以串联体内不同的系统一起努力，让自愈力发挥到极致，脱离疼痛，拥有更健康的生活！

破除疼痛的五大误解

对于许多长期疼痛患者，或是家人长期被慢性疼痛困扰的人来说，当疼痛变成慢性而且无法控制的时候，自然会产生许多恐惧，而出现一些自我设定的误解。这种类型的恐惧来自于对身体无法掌握的害怕，觉得自己失去了对身体健康的自主性，自愈力也同时被困住而无法完整发挥。接下来我将一些常见的误解整理出来，当它们被破解之后，就能重新掌握对于身体的自主性，也能重新拥有自我疗愈的能力。

> **误解一：痛就是老了，老了就是会痛，我只要学习跟疼痛和平相处就好了**

这是我最常听到的长辈们对我说的话。针对许多疼痛，尤其是骨骼关节肌肉系统的问题，大多数人都会将疼痛和"老化""退化"画等号，觉得年纪大了身体出现各种疼痛是自然的，因为人类无法抗拒老化，所以一切的疼痛也变成理所当然，如果真的要怪罪，就归咎于"岁月的痕迹"好了！

我不认同这么消极的说法。如果有医师对你这么说，那我建议你换一位医师，听听不同的意见。我再三强调，疼痛是一件非常主观的感受，产生疼痛的因素也非常多，有些问题现代医学可以轻易找出原因并解决，但有些来自于功能上的失衡，不一定看得到结构上的破坏。

我建议长年为疼痛所苦的长辈们，应该更积极地找办法改善疼痛，而不是对自己心理暗示，说服自己接受疼痛。当你相信自己一定能克服疼痛时，你就已经离"无痛"更近一步了！

> 误解二：我的疼痛是心理作用，因为很多医生都说没问题，别人也都觉得我无病呻吟

当你已经在疼痛当中很需要帮助，却被家人质疑疼痛的真实性，真的是一件令人感到很难受的事情。尤其疼痛是一种感受，看不见也摸不到，也不像糖尿病或是高血压，可以根据血糖的数值或是血压数据的高低，来吃药以稳定或控制病情；当面对无法解释的疼痛时，就容易对自我产生怀疑，甚至开始失去信心。

当你长期处在沮丧、消沉或是自我怀疑的情绪中，自愈力会更强烈地被抑制，而无法正常发挥功能。我们必须了解，疼痛的根源不一定可以用现代医学的机器、影像、数据来佐证，即使某些疼痛的确来自于情绪的失衡，这一类型的疼痛也是真实而存在的，需要寻求正确的方法来改善疼痛问题。

> **误解三：我的身体一定哪里有问题，我要再做更精密的检查，才能找到身体坏掉的地方**

许多人对于身体感到疼痛，都认为一定是哪里出了毛病才会"痛"。当医师告诉你一切都正常，没有什么大问题的时候，你或许还会感到失望，觉得应该有很严重的问题，例如，神经严重压迫或是骨头快断了之类的情况，这样才符合疼痛感。

我见过很多人，就是处于这种状况，他们不相信自己身体是健康的，到处找医生做检查，认为一定有医术较高的医师能帮他们找出疼痛的根源。

疼痛的程度和身体结构性的破坏，不是呈现相对应的正比。有些人骨刺压迫很严重却没有什么感觉，有些人没有任何结构的破坏，却有很显著的疼痛。身体功能性的失衡，无法用现代医学的机器探究。当医师告诉你身体没有大碍，你应该感到高兴，并尽可能地改变生活习惯，让自己的生活更健康美好。

> **误解四：有效的治疗，应该一两次就会好了，如果做了没感觉，就要再找下一个方法**

慢性疼痛的产生，是因为身体失衡的状况已经很久了，所以至少要花费对等的时间来克服疼痛。

想象你的身体是一栋房子，你在里面生活、吃东西、制造垃圾，却不打扫也不保养它，过了十年后，房子外壳还是一样，只是破旧些，但里面的管线却已经塞住，家具也坏了，屋子里更是堆满了厚重的灰尘和垃圾，现在你才忽然惊觉要把房子整理好，是不是一定要下好大一番工夫才能清理干净呢？尤其我们的身体是一个既充满智慧又复杂的房子，花了多久的时间破坏它，必然也需要花相同的时间来修复它。

> **误解五：手术可以一次性解决问题，开完刀，疼痛一定就好了**

对于许多处在慢性疼痛中的人来说，内心最渴望的就是有特效药，可以药到病除，一次解决疼痛，所以当手术是其中一种可能性的时候，许多人就会深信开刀之后所有问题都解决了。

的确，手术是现代医学的选择之一，对于需要手术治疗的患者来说，能够找到可以开刀动手术的医师，实在是一大福音。不过，就是因为这个选择太方便太容易取得，许多人相信只要直接将有问题的地方切除，一切就会好了。

然而身体的运作远比一栋房子复杂得多，当浴室的管线塞住造成积水时，可以直接将水管换掉，可是如果堵塞的原因没有改变，例如随意将不用的卫生用品丢到水槽里，将来水管还是一样会塞住。我们的身体会产生结构性的变化，一定是先有失衡的原因，然后出现功能性的不足，久而久之才会产生结构性的破坏。如果没有将最根本的原因找出来，单纯用动手术来解决问题，过了三四年后，同样的问题有可能会再冒出来。

开刀动手术应该是在不得已的情况下做出的最后选择。我建议考虑手术的患者，应在事前多方搜集资料，多询问几位不同专业的医师，慎重考虑之后再来做决定。而已经做完手术的人，更要积极地进行术后复健，对于疼痛的改善才会有更完整的效果。

处理慢性疼痛常见的方法

　　无论你现在的疼痛到了什么阶段，是初期开始觉得不对劲，还是渐渐影响到身体其他部位的运作，或者已经严重影响了日常的生活作息，都应该开始正视"慢性疼痛"对于身体所造成的负担，尽早改善问题的根源。

　　以医疗习惯来讲，我发现亚洲的病患都很相信医师说的话，相信专业。当然不是说西方文化不听医师的意见，而是西方的医学教育会特别提醒医师们，要给予病患完全自主的选择权。也就是说，身为医务人员，最重要的责任是以各自的专业，告知某种方式、某种疗法的"风险和益处"。譬如手术可能有的风险，或是长期服用某种药物可能带来的不良反应等，当一切讯息都清楚告知后，会将最后的决定权留给患者及患者家属。所以在开始治疗前，患者已经清楚地知道所有可能的方式所存在的风险和益处，当医师和患者彼此确定沟通清楚之后，再开始进行治疗。

　　反观亚洲社会，则是病患通常会问医师"我该怎么办？"（而不是"我有什么样的选择？"）许多患者会自动放弃自己做决定的权利，将这个责任全权交给医师。但也因为就医文化的不同，许多患者缺乏对风险和益处的认知，所以忽视了治疗当中可能产生的不良反应，而在一段时间之后，身体开始出现一些其他的问题，不只会对健康造成负面的影响，同时也容易产生患者和医师之间的医疗纠纷。

该不该吃止痛药？

我不鼓励长期用药，但是止痛药、消炎药、肌肉松弛剂等药物确实能有效舒缓疼痛，所以我建议只在急性期，也就是痛到无法忍受时，偶尔吃一粒，在可以忍受的疼痛范围内尽量少吃药。现在药品包装上都会标示可能的不良反应，而药师在给药的时候也会提醒药物的服用方式及相关的注意事项。我鼓励大家在取药时，一定要确定这些资讯，有任何不懂的也应该当场提出询问，不要连自己吃的是什么药都搞不清楚。

市面上有很多止痛、消炎的成药或是外用的贴布、药膏等，购买与取得都很方便，但我不建议直接购买成药，因为一般民众可能无法自己判断适合服用什么样的药物，或是服用的剂量、该注意哪些事项等，相对的风险就比较高。

疼痛可以复健吗？

在疼痛急性期过了之后，可以考虑康复治疗。一般来说，复健是相对保守而温和的，所以需要的时间也会比较久。接受复健治疗时要特别注意，过程中无论进行何种项目，如牵引、电疗、超音波等，都不应该有不舒服的感觉，如果有任何的不适，都应该主动告知在场的医护人员。复健的效果通常不会立即显现，至少需要三个月的时间，循序渐进；之后，若症状还是无法解除，再尝试别种方法。

　　至于手术开刀，我建议在决定动手术前，一定要确认手术的位置是否为疼痛的根源，手术是否真的能对疼痛有所改善。许多患者在还未确认手术的相关风险，例如麻醉、是否需要植入任何固定的支撑物、术后该如何复健等问题，就动刀了。

针灸、推拿有效吗？

　　中医是一门既奥妙又特别的学科，中医看待人体所持的角度，与西方医学使用的生理结构、解剖学……完全不同。中医将人体和食物都分成不同的属性，用经络或气的循环，针灸或推拿等手法来处理，充满了东方文化的色彩。中医整体来说比较温和，中药对于身体的不良反应也比较少，但是任何类型的药物都不适合长期服用，尤其中药材或多或少都有农药残留或是重金属污染的问题，大家更应该重视中药材的来源。在进行针灸、推拿等手法时，要留意的是安全性。同样在治疗过程中，如果有任何的不适，记得一定要当下反映给医师，沟通确认其中的风险和益处，对于你所选择的医疗方式，才有更多一层的认识及保障。

　　对于治疗方法的选择，是否该尝试新方法，可参考以下两个准则：

　　（一）任何类型的疗法，在过程中都不应该制造"伤口"或是大面积的"瘀青"，更不应该有任何侵入身体内部的物质。如果处理的过程会造成破皮、伤口、流血等情况，我建议还是别轻易尝试。如果需要用力扭转、推挤等手法，我也建议应该直接跟执行人员沟通，确认手法的安全性会比较有保障。

（二）现在流行的食疗，借由平常吃的食物或健康补充品来增强身体的免疫力或抵抗力，属于较温和的方式。但要注意均衡饮食的原则，不要因为特定的饮食疗法，只吃某种蔬菜或水果，只靠单一食物种类来源过活，时间久了会引起营养不均衡的问题。购买特殊食材、补充品时，也一定要确认来源和厂商的可信度，不要服用来路不明的食品，是比较安全的做法。

对于慢性疼痛的处理，最终还是要回归生活，在失衡的层面做改变，才有机会改善根源的问题。我要再三强调，无论是中医或西医，甚至是民俗疗法，患者都需要清楚了解所选择的方式，包括其中的风险和益处等相关的注意事项；也必须了解，没有一种方式是适合每个人的，因此，自己要能够有能力判断最适合自己且安全的方式，才是最有保障的做法。

我们对于人类身体运作机制的认知，其实都还处在很表浅的阶段。面对各种不同的疗法，基本上我都采取开放的态度。我相信，只要能够帮助人们远离疼痛、恢复健康的，就是好方法！

脊骨神经医学及
自愈力

未来的医师是不开药的，而是专注于照顾患者的
骨架、饮食，以及致病原因之预防。

——汤玛斯·爱迪生

现代医学对于治疗慢性疼痛的逻辑

现在有一个状况题：假设你经常头痛头晕、双手偶尔会疼麻、晚上睡到半夜很容易醒来、胸口不时会有闷痛感，当这个问题困扰你很久，终于决定去看医生的时候，你会去看哪一科的医生？去看心脏科，因为可能是心血管有问题；还是看康复科，因为手会麻；或者该看呼吸科，因为胸口会闷？

如何选对医生看对科别

现在的医疗体系很方便，只要通过网络，就可以选择到哪一家医院、看哪一位医生。但更多人的问题却是：我到底该看哪一科的医师？

许多国家的医疗体制中，有"家庭医师"的观念，也就是说，当你有任何问题的时候，必须先去看家庭医师，由家庭医师转介你到最适合的专科。这种方式的好处是你可以很有效率地看"对"医生，找到对你最有帮助的科别进行治疗，不需要自己摸索、猜测该看什么科别的医师，也可避免医疗资源的浪费。缺点是，因为需要通过家庭医师的转介，等于要先看一个医师再转去另一个医师，会花费较多的时间，病情被延误的风险就较高。

药吃越多越有效?

王伯伯因为经常性的胃炎和食管反流，容易反复便秘和腹泻，夜晚的睡眠品质也不佳，还有高血压和高血脂，面对这么多不同的症状，他看了三四个不同科别的医师，而每一位医师又开出三四种处方，这样下来，王伯伯一天要服用的药物竟多达十几种！

像王伯伯这样的例子在很多家庭的长辈身上都会看见。然而过量且多种类的药物，对于身体，尤其是胃肠道系统有很大的负担。我经常被问到的问题是，药物之间彼此是否会带来不良反应。例如，长期使用抗凝血剂会不会让胃壁受损？长期服用镇静剂会不会排便不顺？许多人因为这些衍生的问题，又要再服用保护胃肠道的药物。林林总总加起来的药物，也让许多身处在慢性疼痛中的患者们开始疑问："这样对吗？"

我经常奉劝身边的家人好友和学员们，不要依赖药物的力量对抗疾病，要让自己的自愈力能够完整地发挥。因为最好最有效的药物，就住在我们的身体里。

我自己也曾经因为吃了不干净的回锅油，造成急性的皮肤过敏，本来想多喝水加上补充品让皮肤的问题自行疗愈，可是那回锅油真的太"毒"了，过了一周之后，我发现皮肤的情况似乎越来越严重，在担心会留疤的考量下，决定去皮肤科就诊。就我的经验和症状的呈现，我很清楚这是因为吃到回锅太多次的油而造成的过敏现象，希望医师给我一些外用药膏就好，而医师则建议我要吃消炎药，加上外涂的药物，并对我说："不吃药不会好。"于是我拿了十二颗药丸加上外用的药膏。

回家后，我并没有服用消炎药，而外用药膏也只涂抹了一次，过敏引起的疹子几乎就好了。在许多情况下，西药真的很好用，尤其是在急性的病症上。可是对我们的身体来说，当外来的资源太丰富，有太多"特效药"的时候，不仅身体代谢药物容易产生负担，太多的药物也会抑制我们天生的自愈力，让疗愈能力没有机会发挥。

如何让自愈力自然发挥

现代医学又被称为"对抗医学"，所以许多药名都和"对抗"有关，例如抗忧郁、抗凝血、抗生素等等，当身体出现问题的时候，用对应的方法直接回应身体所发出的讯息。加上分门别类的科别系统，每一位医师在他的专业里所提供的意见和药物，可能会不小心和其他的科别相抵触，如果患者没有告知医师足够的讯息，或是患者不知道其中有抵触的问题，身体就会像是"一边挖洞一边补洞"，最后不但形成医疗资源的浪费，对于患者本身健康的恢复也会出现瓶颈。这也是为什么现在有这么多人被"慢性疼痛"困扰着，却又束手无策。

目前的西方社会里，除了现代医学以外，还有许多其他的医事系统，而脊骨神经医学（Chiropractic）就是在北美洲，仅次于现代医学的第二大医事系统。这门医学在看待人体和健康时，出发点和现代医学有很大的差异，其中最大的差异，就是"自愈力的发挥"。

前面提过，自愈力就是身体自行修复的疗愈能力，影响自愈力的因素也包括非常多的层面，其中最易理解又最常见的，是由"口"、由"心"和由"身"所影响的因素。

有一些学者认为，嘴巴对于人体的自愈力有非常深远的影响，就人类的成长来说，嘴巴是婴儿和这个世界联结的第一个管道。宝宝一出生就先放声大哭，宣告自己来到这个世界上；之后通过嘴巴所发出的声音来寻求安慰和食物，借由嘴巴的吸吮得到奶水中的养分。当身体和外界有联结之后，无论是营养价值高的食物还是会引发疾病的毒素，都是由嘴巴这个第一道关口进入身体，进而影响身体的自愈力。

而到了可以表达的年龄之后，嘴巴也是人跟外界沟通的管道。由嘴巴说出来的语言，会让自己和对方产生正面或是负面的力量。很多人在处世的想法里，属于消极悲观，所以当负面、消极的言语从嘴里说出来的时候，例如，觉得自己工作永远做不完、永远都睡不够、每天都在慢性疼痛当中不会好，自愈力就被这些语言扼杀了好大的一部分。而如果是正向思考，说出鼓励人、为自己加油的言语，自愈力也会更加饱满有力量。

正向或负向的语言，不只会对你说话的对象造成影响，也会反馈到自己的思想当中，进而改变自我疗愈的能力。

另外影响自愈力的，还有"心"和"身"。一般来说，"身"是最容易处理的，也就是平常可从自身的姿势、运动习惯来改变，当身体有足够的运动量和正确的姿势，自然可以发挥很完整的自愈力。"心"的问题就较难发现和克服。

为什么"心"也会影响自愈力呢？因为"心"的伤口是隐性的，会隐藏在身体的不同部位，同时减低身体自愈的能力。最显而易见的隐形伤口，就是平时的压力、生活中的负面情绪。许多人在压力很大时，会出现内分泌失调、疱疹、脱发、昏厥等症状，不过这些都是很严重的情况，就是在自愈力几乎被压垮时所发生的。如果情况不是那么严重，自愈力还在努力默默地发挥时，身体所出现的问题，就是平常很常见的"慢性疼痛"的症状。

除了因为"心"的问题是隐性的之外，有时候伤口是埋藏在很深的情绪里。例如儿时某些事件的阴影、某一个你很在乎的人说了一句伤害你的话，或是潜意识当中的罪恶感、愧疚感、不安全感等，都会让自愈力无法完全发挥，造成长期慢性疼痛。

大家常听到的说法是身体心灵的结合，脊骨神经医学的说法是，一种天人合一的平衡（holism），当生活作息、情绪、环境各方面达到一个全然的平衡时，自愈力就可以完整发挥，即便偶尔有外来毒素的侵袭，也可轻易地抵挡这些问题。

广义来看，现代医学的逻辑，对于急性、重症患者是非常有效且合理的。精密的检测仪器可以在很早期的阶段发现可能的病灶、急性的炎症和创伤等，也可在很短的时间内控制伤势、减低疼痛，又因为分科的关系，各个科别的医师用最专业的判断来处理患者的问题。可是，当药物的效果开始受限，或是你发现自己每天服用的药物很多，却又检查不出问题的根源，你可能就要开始思考，现代医学的逻辑也许不适用于你目前的情况，所以要努力让自愈力可以发挥作用，来帮助你达到疗愈的效果。

脊骨神经医学对抗慢性疼痛的功效

脊骨神经医学是一门西方医学，英文叫作Chiropractic，在西方社会已有超过百年的历史。脊骨神经医学最中心的理论基础，就是强调"平衡"，当身体的各方面能够处在平衡的状态时，自愈力自然可以被启动，身体就可以变得更健康。

脊骨神经医学的中文翻译源自香港，之所以被称为"脊骨神经医学"，是因为自愈力的发挥需要脊椎、骨骼和神经之间相互协调配合，才能让身体里的"资讯"上下流通。脊骨神经医师最重要的工作，就是让脊椎、骨骼和神经之间能够在最有效率的情况下运作，其中最关键的就是脊椎里面关节的平衡。当关节有些许失衡的情况时，脊骨神经医师通过不同的手法和技巧，进行关节的微调，使得位于脊椎中的神经可以获得最佳的保护，身体里的神经传导更清楚且完整，自愈力就可以发挥极致，身体各处自然可以获得最充沛的资源。

调整脊椎关节的手法

脊骨神经医学里有一百多种调整脊椎关节的手法，有些强调调整时的速度，有些会使用其他的工具或仪器来增加关节的活动度，有些则以轻触为原则来做调整。这些不同类型的手法，背后的理论基础会有微小的差异，而在检测时和执行上，也会让患者觉得不太一样。

我在多伦多执业时，有患者看了三位脊骨神经医师之后，因为每一位所使用的方法都不太一样，所以来询问我的意见。就像同样的感冒，每一位医师会用不同的处方签，但都是希望能够达到治疗目的。每一位医师看患者的角度会有点不同，有些比较注重疼痛、有些很擅长处理运动伤害、有些则较重视情绪的问题等，这也是为什么在国外，脊骨神经科诊所还会细分成专门处理车祸后复健的、运动伤害的或是最普遍的脊骨神经家庭医疗诊所（familypractice），使患者根据不同的需求来选择。

我因为过去的车祸经验，加上喜欢小孩，工作当中接触的也以女性居多，所以在手法的选择上，多用较为温和的方式来进行调整。"脊椎矫正器"是我平时处理问题时的主要技巧之一，是一种有弹性力量的工具，英文叫作Activator，用来"启动"身体的意思。这个手法的理论基础，是结合了神经、解剖和生物力学，将力量弹动到关节周围，当"力"的方向、重量和速度可以很精准地传递到关节周围时，就可以启动身体自愈的力量，使身体各处获得平衡，错位的关节可以得到来自身体更充沛的资源，恢复原本应有的活动度。

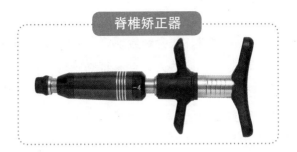

脊椎矫正器

颅骶骨治疗深层的肌肉、情绪问题

除了这个手法以外，对于比较深层的肌肉、情绪问题，我还会配合另一种手法——"颅骶骨治疗"（craniosacral therapy，CST），属于轻触的方式。这个手法的理论相当特别，是以颅骶骨律动作为基准进行调整，启动身体自愈的能力。

我相信身体的自愈能力，也亲眼看到过许多借由启动自愈力而自我疗愈的案例。颅骶骨律动的理论和自愈力有非常紧密的关系，是由 John Upledger 医师在 1971 年发现的，他是在进行颈椎软组织钙化的切除手术过程中，发现了包覆脊椎的外膜，竟然会规律地在一分钟里出现 6 ～ 12 次律动（也就是脊髓液流动的律动），而后才陆续发现了头颅和骶骨之间的调整技巧。他也结合了另一位 William Sutherland 医师在 1939 年发现的"主要呼吸机制"进行调整，其中最独特的观点是头颅骨会动，以及覆盖脑髓和脊椎的薄膜律动可以影响神经、肌肉、骨骼、关节、淋巴、内分泌等理论。

进行手法治疗时，我会轻轻地将手放在患者身体的某处，停留一段时间，有些人不会有特别感觉，有些人则会觉得身体热热的，有跳动、震动、微痛或是疼麻的感觉，在亚洲地区很多人以为这和"能量"、"运气"之类有关，甚至有朋友笑称我是"魔女"，其实，这就是启动身体自愈力的一个过程。

我接触过的患者中，很多人在进行第一次调整之后，会感觉特别疲倦，产生类似大量运动后的疲惫感，夜晚的睡眠也较深沉。有一位女士常感觉全身疼痛不已，肌肉僵硬，导致情绪始终处在紧张、焦虑的状态，纵使每天很累，却无法好好入睡，长年处在失眠的状态中。在她做完第一次调整之后，她立即表示很想睡觉；我告诉她回家后多喝水，并早点休息。结果第二天她告诉我，当晚她不但深深地睡着，还睡足了十二个小时，是她这么多年来睡得最舒服的一觉。

这个对她来说很奇妙的体验，就是自愈力终于被启动的结果。之后的好几个月，她每天都处在需要大量睡眠的状态，虽然觉得不习惯，每天竟然要睡超过九小时，仍觉得不够，但是因为身体恢复的情况良好，疼痛也慢慢减缓下来，黑眼圈消退了，食欲也变得比较正常，对她来说，花一些时间让自己睡觉养病，是很值得的。

自愈力需要通过"神经系统"来完整地传递讯息，很多人在调整过后会有这种类型的疼痛或是疲惫的反应，是因为关节在调整过后终于松懈下来，可以获得比较多的活动度，原先在神经系统中一直"卡住"的讯息，最后终于可以由身体各处传递到大脑，也从大脑传递到身体各处。当大脑知道原来身体已经这么疲惫、撑了这么久，就强迫身体要休息，让身体可以借由睡眠的时间，启动自愈力帮助修复。有一些平常不太喝水的人，在调整之后会有口渴、肚子饿、频繁排尿等反应，这些都是自愈力开始启动之后，告知身体的需求而出现的反应。

　　这么奇特的理论，大概只有亲身经历过才能够体会。而就是因为背后的理论基础很特别，跟现代医学不同，脊骨神经医师所扮演的角色，比较像是协助患者唤起身体本身的自愈力，让这个能力自行进行疗愈。所以脊骨神经医师通常不建议吃药打针，多半会提供一些方法，例如改变生活作息、运动、食疗等，来强化身体本身的自愈力，进而达到恢复健康的目的。

脊椎关节的错位，会影响身体平衡和自愈力的发挥

脊骨神经医学最早是 1895 年由一位名叫 Daniel David Palmer（D. D. Palmer）的人发现的。我们身体的骨架是由一个个脊椎骨堆叠而成，而脊椎里又住着神经系统中最重要的中枢神经。D. D. Palmer 在一次脊椎关节的调整后，竟然帮助了一位原本失聪的患者恢复了听力，于是他发现原来脊椎关节的错位，会影响到身体的平衡和自愈力的发挥，和人的健康有着非常密切的关系，于是，1897 年他在美国爱荷华州成立了第一所脊骨神经医学院。之后的一百年间，脊骨神经医学以它特殊的疗法，成功地帮助了成千上万的患者，因此也在全世界不同的地方成立学校，建立起各个地区的法规制度。

因为脊骨神经医学源自北美洲，在英语系的地区较为盛行。学校的分布，以美国为全世界最密集的国家，目前已设立了 16 所脊骨神经医学院。其他学校则分布在加拿大、澳大利亚、新西兰、欧洲各国，有完整的教育及制度规范，至今全世界约有 60 个国家已经建立完成。在亚洲，则以香港地区的制度最为完善，1992 年就已完成立法。在当地，保险的支付加上不需要转介的就医方式十分便民，对于民众及香港的执业医师来说，也能有更明确的帮助和保障。

世界卫生组织在 2005 年，正式公布了一项关于脊骨神

经医学基本治疗和安全性的准则，就是为了给世界上各个国家在建立制度时提供遵循的规范。其中详细地记载说明了脊骨神经医学的教育学程、执行、安全性、法规等。要成为一位脊骨神经医师，必须先完成大学四年的学分，再以成绩申请世界卫生组织认可的脊骨神经医学院，完成四年严谨的医学培训，加上足够的实习学时，顺利毕业后，通过国家考试，才可以被称为脊骨神经医师。世界目前的医师分布情况，美国地区约有七万名脊骨神经医师，约有六千名在加拿大，两千五百名在澳大利亚，以及一千五百名在英国。

许多研究都发现，慢性疼痛的普遍化，使得过去二十到三十年间，在美国境内脊骨神经医学的门诊量，有高达三倍以上的增长趋势。许多学者针对这个现象也进行了研究，发现脊骨神经医学的使用率之所以会大幅度提升，和病患满意度以及保险的给付有密切的关联，2002 年已经有75% 的医疗保险会支付脊骨神经医学的门诊费用，对于一般美国民众来说，完整制度的建立和费用开销的节省，是让他们遇到与骨骼关节、肌肉神经相关的问题时，直接寻求脊骨神经医师帮助的一个很重要的原因。

从实证医学的角度来看，脊骨神经医学在法律规范完整的地区，可以被民众接受且广泛利用，与不断的学术研究有关。实证医学重视的是证据，当研究的数据结果有所依据的时候，对于执业医师和病患来说自然会更有信心。全世界的脊骨神经医学院，在学程当中都非常重视研究的发展，在脊骨神经这门医学领域中，也有颇具公信力的期刊，让更多学者可以投入研究的工作。因为有实证研究的结果，医学的专业度也会提升，而各国在政策上的方向或是法规的建立，也可以由学术的研究结果来查验佐证。

　　亚洲地区因为文化的差异，使得大多数人对于"脊骨神经医学"还是感到相当陌生。尤其脊骨神经医学的逻辑、哲学和应用，还有"自愈力"的概念，对于已经习惯要吃药打针，才觉得达到看医生和治疗效果的文化有相当大的不同。身为一位脊骨神经医师，我的工作就是协助大家认识身体里面那个充满疗愈能力的医生，启动这个力量，用最自然的方式，恢复脊椎的位置。当身体的骨架位置正确、神经的讯息传导顺畅、生活作息正常、身体的自愈力可以完整发挥时，自然能够重拾健康。

如何选择好医师

我曾经听过一些朋友为了看名医，半夜就得出门排队挂号，或是有些医师竟然看诊看到深夜一两点，对于就诊的民众来说，基于对这些医师的信任和依赖，所以很愿意将自己的健康问题，交托给他们所信赖的医师。

对于这些愿意花这么多时间精力帮助患者的医务人员，我心里是由衷的敬佩。不过，我也经常听到一些埋怨，觉得排队等了很久，医生只看了三分钟，患者连症状都还没讲完，医生的处方已经开好了！这些医师们劳心劳力超时工作，竟然还是被民众抱怨连连。

这些名医们尽忠职守地工作，希望在最短、最有效率的时间里满足大多数患者的需求，非常辛苦也值得肯定。如果想要改变这样的现象，提高医疗品质，比较需要教育的，反而应该是民众在就医上的习惯。

如果我们将"看病"这个行为，用买卖行为来分析，"医疗"的买卖和一般的买卖最大的不同，在于买卖双方的"资讯不对等"。意思是说，当你准备购买一件商品，你可以在了解商品的内容之后，包括材质、有效期等，再决定是否购买；就买卖双方的立场来说，资讯是透明且清楚的。可是当你在看医生的时候，对价换来的是"健康"的恢复，大多数人在就诊时，并不知道自己哪里有问题，或者应该用什么方式治疗，只能完全相信医师的判断和提供的处方，也就是患者和医师的立场并不对等，于是才会有了名医现象，依赖媒体报道、亲友介绍、口耳相传判断哪位医师最有效。

脊骨神经医学的"全人"思维

有一位年约五十岁的妈妈，因为先生在外地工作，每年只有两次较长的假期可以回家，所以过去十多年中，她都必须一个人照顾两个小孩，感觉很辛苦又无助，长期的压力造成身体多处疼痛，尝试过很多方法与药物治疗，效果也都很有限。在帮她做了第一次的调整之后，我花了一些时间和她谈话，她突然不由自主地激动落泪，把多年的委屈说了出来，我感觉她的身体已经放松许多。后来她向我表示，对于把压力释放出来竟然能有效舒缓身体的疼痛感到很讶异。脊骨神经医学这种"全人"的思维，使得许多我曾经接触过的患者，愿意且习惯将生活中遇到的事情跟我分享。

学术研究中发现，脊骨神经医师在慢性疼痛的治疗上有显著的疗效和极高的病患满意度，其中很重要的原因，就是患者在治疗过程中可以感受到医师的关怀，以及病患自己可掌控的自主性和医疗品质的完整性。脊骨神经医师很注重生活中的一些关键细节，例如睡眠、呼吸、情绪、压力、工作状态等，并尊重患者对于自己身体健康的自主性，所以会提供一些运动或是生活的建议，对于疗愈方法也会详细说明，并且尊重患者最后愿不愿意进行治疗的决定。一般来说，配合度高的患者，相对会有比较好的效果，这也是对自己身体负责任、有自信而带来的正向结果。

过去老一辈的观念，开很多药的医生才是好医生，而现在这个观念已经渐渐被修正过来。其实，医师原本所赋予的工作，是帮助患者恢复健康，包括诊断、治疗、教育、关怀，患者对于不能理解的事情，本来就应该提出疑问。我回到台湾之后，发现很多人在看医生的时候，不太敢说自己曾经看过其他的医生，做过哪些检查，怕现在的医生不高兴，甚至有些人不敢对医生提问，担心医生觉得你不够信任他。我建议大家，跟自己的身体健康有关的事情应该尽量提出问题，不论在演讲、上课、咨询的时候，我都会鼓励大家尽量提问，对于自己的身体有足够的了解，才可以让恐惧消失，也是对自己的健康负责。

脊骨神经医师看待健康的角度，和大家既定中的印象差别很大，我们的工作是协助你找出破坏健康的原因，让你可以有效地启动身体的自愈力来进行疗愈的工作。当你膝盖痛，我们可能会建议你做骨盆运动；肩膀疼痛时，我们可能会建议你做腹式呼吸。慢性疼痛的根源要先理清，才能从根本上解决问题。

无论你是看哪一科的医师，重要的是要学习认识自己的身体，关心自己的健康，对自己的疼痛负责任。医师的工作是协助患者恢复健康，每个不同专业所使用的工具不尽相同，但最终一致的目标，都是希望患者能够快速康复，远离病痛。每个人的问题、个性、症状都不同，适合的医师也会不同，就诊的时候，要跟医师做充分的沟通，完整地叙述自己的症状，为医师提供有效的资讯以便做最正确的判断，这样自然可以找到最适合你的医师。如果在治疗上有任何的不确定或是担心有不良反应，也应该当面提出，请医师解释，和医师一起讨论决定最适合的治疗方式。

现代医学和脊骨神经医学的关系

现代医学对于急性重症的患者非常重要，许多情况下，紧急的手术、用药，都是分秒必争，需要专业的医务人员来抢救生命。

如果我们将疾病放在疼痛的光谱上，从轻微的症状、不适感，一直到严重的疼痛，甚至威胁到生命，不同程度的疾病，就会需要不同的专业来协助。

对于已经有"症状"的患者，最需要的是现代医学的医师来帮助他们改善病症。所谓有症状，就是已经有结构破坏的患者，例如骨折、肿瘤、严重的退化、骨骼磨损等等，都是需要由现代医学的专业医师诊断和治疗，才能让这些已经被严重破坏的组织重新恢复正常。

慢性疼痛是生活中不良习惯造成的

脊骨神经医师的角色，以预防、保健和处理症状为主。我认为慢性疼痛的预防和改善，需要从教育宣导和习惯的改变来着手，当健康的观念正确了，问题自然可以解除。慢性疼痛的养成，绝对不是一两天发生的，是经过生活的累积逐渐形成的。严重的坏习惯，甚至会影响到下一代，使得上至长辈下到小孩，都有慢性疼痛的问题。

　　我曾经看过三代同堂的家庭，祖母因为严重的驼背，长年有疼痛的问题，没想到从小被祖母带大的孙女，竟然小学五年级就腰疼背痛，而且同样有严重驼背的体态，小孙女虽然没有刻意模仿，可是从小环境的关系，加上从来没有人教育过她应有的正确体态，生活中坐姿、站姿等细节也没有注意，一不留意，就使得孩子养成了弯腰驼背的习惯。

　　在北美地区，许多脊骨神经医师会定期在诊所里举办社区的健康讲座，为附近的居民提供正确的健康观念。我在读医学院的时候，学校就已经要求学生练习公开演讲、教育宣导，目的就是训练我们在毕业后能将正确的健康观念传达出去。而我过去在多伦多的诊所，在冬天时也会教大家铲雪要注意的细节，或是开车、久坐时可能会遇到的问题，都是希望民众可以在问题还没有发生前，就知道该如何预防，或是对于已经有不适感的人，也可以知道用正确的方法来避免恶化。

　　在我的演讲中，有许多人跟我说，台湾的教育里只教授我们许多的知识，却没有教过我们该怎么站、怎么走路、怎么坐，也没有教我们该如何释放压力、情绪，该如何找"出口"，所以许多人到了健康严重出现问题时，都还搞不清楚为什么自己会在慢性疼痛中无法克服。

　　目前台湾医学的发展，主要还是以现代医学及中医为主。其实在北美地区，现代医学的医师和脊骨神经医师也曾经因为在职责的定位上不太相同，加上理念及看法上的差异,互相视对方为竞争者,彼此呈现对立的状态。而因为双方都属于基础医务人员,也就是类似家庭医师的角色,不需要借由转介就可以就诊,在整体环境条件相当的情况下,竞争的氛围就更为激烈。不过,在过去的二十年间,已经发生了一些微妙的变化。大约在1990年之后,因为多方研究的证明,还有思维的开放和进步,美国、加拿大及英国的医师协会都相继鼓励现代医学的医师和脊骨神经医师应该彼此建立相互的转介制度,对于一般民众就可以获得更多的帮助。在政策转变之后,医师们渐渐了解了各自所扮演的角色以及可以提供给民众的服务。这样的改变,对于医疗资源和保险给付以及健康促进都有很大的进步,而对于民众、医师和保险公司来说,更是最有效率且节省的做法。

亚洲地区,目前只有香港在制度上的建立最为完善,其他地区因为文化的限制,要能够兼顾既有的文化差异,并且构建一套完善的制度,必须要花费很长一段时间。不过就理论基础来说,现代医学和脊骨神经医学,本来在看待身体的运作时就有很大的不同,如果彼此可以维持互助互利的态度,清楚了解自己的专业,各司其职,对于就诊的民众来说一定是最大的保障与福音。

Part 3

常见的慢性疼痛
和改善方法

改变生活态度就能远离疼痛

对于许多人来说，虽然疼痛让人很苦恼，不过换一个角度来看，也是因为通过疼痛的出现，才让我们察觉到身体的不对劲，可以早日正视自己的健康问题。改善慢性疼痛，最自然有效的方式，就是启动身体的自愈力。世界上最好的医生，其实就住在你的身体里，可惜我们平常没有让它发挥最大的效用。要让自愈力能够完整地发挥，最重要的就是让身体能够全方位的平衡，每天获得均衡的营养，减少发炎的现象，充分休息，有品质的睡眠，适当且固定的运动习惯，加上正确的姿势以及情绪压力的释放，自愈能力自然可以发挥极致。启动自愈力，首先要对自己有足够的认知。我建议慢性疼痛的患者，养成记录疼痛的习惯，也就是为自己准备一本"疼痛日志"，类似花钱记账的习惯，来记录疼痛，对于找出问题的根源会有很大的帮助。

"疼痛日志"就像是日记，记录每天疼痛的感受、疼痛的内容，包括程度（如很痛、比较痛、一点点痛、比昨天不痛等）、部位（如肚脐下方、右侧臀部、左边内侧上手臂等）、感觉（如刺痛、麻痛等）、范围（如延伸到手肘内侧、向内很深处的感觉等）、自我处理（如吃药、热敷、伸展运动等），越详细越好，甚至当天的心情，前一晚有没有睡好，跟同事或伴侣有没有不愉快的事情发生，还是出国旅行搭飞机、搬行李等等。简单地说，这本疼痛日志的目的，是帮助你了解自己的生活作息；而通过疼痛日志，可以检验生活中的细节、习惯，当你清楚地记录了生活中发生的点点滴滴时，除了可以了解自己生活的真相，更可以在就诊时，提供给医生更丰富的讯息来帮助你找出问题的根源，以便更精准地减缓慢性疼痛所带来的痛苦。

承认与面对疼痛

另外，面对疼痛的态度，也是一个很重要的方面。许多人长年疼痛却找不出解决的办法，身边的家人或是医生，就会开始建议你要"学习跟疼痛相处"或说"都是心理因素"等，有些人会因此失去信心，甚至会因为这些想法所带来的沮丧而感到更痛苦。

对于疼痛，我反而鼓励大家，要相信它是真实存在的。也许查不出身体有任何的病变，结构上也没有任何的破坏，但是，"疼痛"只有你自己知道，而且你感受到了，所以你是真的有疼痛的问题。重点是，就是因为疼痛是真实的，你要相信自己有能力克服它、解决它，借由身体的自愈力，让疼痛远离，再也不要复发。

承认疼痛就是你远离它的第一步，无论疼痛发生的可能性合不合理，都先承认它的存在；接着，就可以通过"疼痛日志"来告诉你，真正的问题出在哪里。我经常看到许多慢性疼痛的患者，很努力地想改善疼痛，却不愿意相信

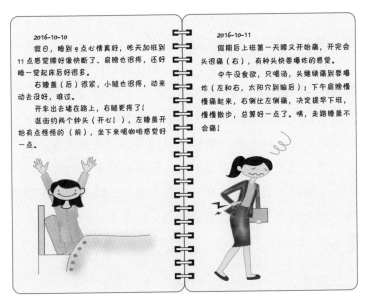

2016-10-10
　假日，睡到9点心情真好，昨天加班到11点感觉睡好像快断了，肩膀也很疼，还好睡一觉起床后好很多。
　右膝盖（后）很紧，小腿也很疼，动来动去没好，难过。
　开车出去堵在路上，右膝更疼了！
　逛街约两个钟头（开心！），左膝盖开始有点怪怪的（前），坐下来喝咖啡感觉好一点。

2016-10-11
　假期后上班第一天睡又开始痛，开完会头很痛（右），有种头快要爆炸的感觉。
　中午没食欲，只喝汤，头继续痛到要爆炸（左和右，太阳穴到脑后）；下午肩膀慢慢痛起来，右侧比左侧痛，决定提早下班，慢慢散步，总算好一点了。噢，走路膝盖不会痛！

疼痛日志

自己的问题来源，以至于造成他始终无法面对疼痛最根源的问题。

　　有一位在工作上十分杰出的女性，事业小有成就，可是身体却始终小病不断，后来我才从她口中得知，原来在她还未懂事前，她的父母就已经分开，所以她从小就很没有安全感，也很渴望家庭的温暖。然而在她结婚之后，却又因为对方的背叛，最后以离婚收场。之后，她在潜意识里为了避免想到这些过往的伤口，便将自己完全投入到工作中，加上她觉得自己的成长条件比不上同侪，在强烈渴望别人的认同之下，所以非常卖命地希望能够有更突出的表现。超时的工作量和过去成长的阴影，使得她的身体早就开始亮红灯。而在我跟她谈话的过程中，她却又不愿意承认疼痛是来自于逃避，只愿意相信自己的确太忙，没有时间好好照顾自己，但还是不愿意让自己停下来。

只有正确地面对自己的疼痛，承认它、接受它，才有可能改变它。自愈力要能够完整地发挥，最基本的条件，就是要有意愿启动它。接下来，我将针对不同的疼痛源，提供个别的改善方法。对于多数人来说，造成慢性疼痛不外乎是来自于生活中忽略的细节，从今天开始，改变自己的意愿、改变生活的态度，自然可以克服疼痛、远离疼痛。

长期发炎型疼痛和改善方法

亚洲文化自古以来习惯将食物分成"寒、冷、热、燥"等不同的属性，所以许多人对于食物都十分谨慎，相信可以改变体质或是影响到疼痛的感受，尤其是身处在慢性疼痛当中的患者，通常都很想知道吃什么东西可以减缓疼痛。

对于这一类的属性分类，我也觉得很有趣。不过，在西方社会里，食物是没有"属性"的，如果真的要分，倒是可以分成"致炎"食物和"抗炎"食物。

这里所指的"致炎"，不是我们一般认知当中"红肿热痛"的发炎现象，而是指身体自行启动免疫反应的现象。在正常的情况下，我们的身体会不停地依据周遭环境以及吃下的食物，自行采取需要的对应措施。例如当我们刚进入一个充满灰尘的环境里，身体会因为呼吸道受到刺激而开始打喷嚏，试图将不干净的灰尘排出；吃了不干净、不新鲜的食物，身体会用腹泻的方式将不好的物质、无法吸收代谢的食物排出体外。虽然看起来像是"身体不太好"的人才会腹泻、打喷嚏，其实这些都是身体维护健康的机制。

我们的身体是充满智慧的，"自愈力"有足够的能力，可以将平日接触到的有毒物质，有效率地借由泌尿系统、消化系统、呼吸系统以及皮肤排出。除非我们把这样的机制破坏掉，或是过度使用，使得身体对应的机制无法正常运作，当系统出现干扰时，身体所呈现出来的反应，就成了"慢性发炎"的现象。

身体为什么会发炎？

现代社会因为食物精致化的习惯，加上食物中的抗生素、杀虫剂、激素、农药残留、重金属等毒素，很容易让身体原有的"排毒功能"失去正常的运作。最常见的就是胃肠道接收太多需要代谢的毒素，长期下来消化功能疲乏，肠道内壁的绒毛变得脆弱，使得肠道分泌的黏液和消化液不足，菌种的分布失衡，而出现便秘、腹痛、腹胀等问题。

除了消化系统的不适之外，甚至还有可能造成过敏、皮肤炎症、慢性疼痛等问题，我们的消化系统每天除了负责吸收、消化营养以及排毒的工作之外，也是免疫系统里很重要的部分。当胃肠道被迫需要处理太多的排毒工作时，肠道内壁中的绒毛会因为过量的毒素而出现小小的"漏洞"，使得尚未完全分解的大分子有机会穿透这些"小漏洞"进入体内，当身体的免疫系统察觉到这些"不速之客"，就会启动免疫反应来保护身体，因此出现不同的症状，例如疼痛、呼吸道敏感、皮肤敏感、头脑昏沉等现象。

我们现在的生活要完全避免接触毒素几乎不可能，我们没有办法控制餐厅所使用的厨具、餐具及其卫生状况，更无法得知食物当中是否加入香精等添加剂，即使自己在家煮，食材中都有可能含有农药残留或是海洋生物里的重金属物质，这些都是无法掌握的变因。

就是因为处在这样的环境当中，要面对这么多的"内忧外患"，最重要的就是要提供足够的营养让身体来打仗，而均衡营养就是对身体最有效率的补给，与其担心过多毒素的入侵，还不如让自己的身体无论在什么样的环境里，都有饱满的能量和完整的机制，克服毒素所带来的问题。

改善方法：吃对食物

美国一位权威的医学博士 Nicolas Perricone 曾经提出肥胖和慢性发炎有关，就我目前看到的个案和经验，我也认为这两者的关系十分密切。

许多体重较重的人，身体的疼痛感是较为敏锐的，而时间一久，的确会给关节带来负担。我还发现，许多肥胖的人消化系统都不够健康，除了需要纠正食物的选择之外，还必须改善胃肠道的消化功能。

诱发炎症的食物

我们可以用最简单的二分法来归类：诱发炎症反应的食物，同时也会增加体重，而"消炎"的饮食法则和减重的饮食法类似，可借由大量蔬果、纤维以及蛋白质来改善。虽然听起来都是老生常谈，不过在饮食上，的确是越回归自然对于身体的健康越有帮助。

诱发炎症反应的食物，最常见的包括精致面包、油炸食品、糕点、泡面等，大家印象中会"变胖"的食物都是这一类，而罐头食物、冷冻食品虽然方便，不过因为中间的处理过程和包装方式，往往容易让营养价值大幅流失，而为了保存食物的美味，通常会添加许多的添加剂，所以这一类食物也是属于诱发炎症的食物。

减轻炎症的食物

要减轻发炎现象，一定要吃大量的新鲜蔬果。在蔬菜和水果当中，除了我们一般知道的维生素矿物质以外，还有丰富的植物生化素（phytochemical），功能是提升免疫力、减少炎症反应、稳定细胞膜，以及减少物质P和其他神经传导物质对身体疼痛的影响。

蔬果当中，颜色越鲜艳所含的植物生化素越丰富，例如，莓类中的蓝莓、蔓越莓、覆盆子等，或是红黄颜色的南瓜、番茄、桃等，其他包括芥蓝、空心菜、菠菜等深色蔬菜，也有很丰富的植物生化素。

每天必须均衡摄取不同颜色的蔬果，其实不太容易，尤其许多颜色丰富的蔬果味道不是每个人都喜欢。我建议可以用颜色来分类，类似颜色的蔬果可以当作一个种类，例如胡萝卜、南瓜、木瓜等，假如你不喜欢胡萝卜的味道，可以改吃南瓜或是木瓜；不喜欢蔓越莓就改吃蓝莓或覆盆子。

除了颜色丰富的蔬果之外，颜色淡淡的十字花科蔬菜，也是可以让身体消炎的食物。十字花科蔬菜包括花椰菜、大白菜等，在营养价值上已经被发现具有减缓炎症、增强免疫力的效果，加上其中丰富的纤维素，对于肠道的健康也有很大的帮助。

排便不顺的人需要靠丰富的纤维素将粪便带出，纤维素主要是由碳水化合物组成的，不过因为组成结构的关系，我们的肠道无法消化它，但是纤维素像扫帚一样，经过肠道时可以促进肠道的蠕动，清除里面的废物并且改善肠道的环境，让排便顺畅。当身体的废物可以适当适度地被排出时，体内的毒素就不会因为长期滞留而引发炎症反应。

不过要特别留意，当我们多吃高纤蔬果的同时，一定要多补充水分。许多人因为排便的问题，刻意多吃高纤蔬果，结果反而发现自己排便更不顺畅。这是因为通常肠道不健康的人，肠道中的水分相对缺乏，如果只提供纤维将粪便围住，却没有提供足够的润滑，粪便还是无法顺利地从体内排出。

除了多吃蔬菜水果，还要多注意水分的补充，平常习惯喝咖啡因含量较高的咖啡、茶等饮品的人，更要多补充水分。咖啡因可以让人的精神亢奋，许多人习惯在午后喝一杯咖啡提振工作精神，但咖啡因是利尿物质，会带出身体的水分，所以喝一杯咖啡大约要补充同等量的一杯水，身体才不会因为缺水而影响胃肠道的健康。

水分的补充非常重要，很多人不喜欢水的味道，就在于它真的太没味道了！不过喝水跟喝果汁饮料是不同的！白开水以外的其他饮料中的糖分，不但会增加总热量的摄取，更会给胃肠道带来负担，尤其会影响消化液的分泌，让身体的消化变缓慢。如果真的很不爱喝水，可改用煮蔬菜汤的方式，加入一些自己喜欢的蔬菜熬煮成汤来喝。养成喝水的习惯，对于身体的排毒才会更有效率。

除蔬菜水果以外，脂肪和蛋白质的摄取也很重要。身体的运作需要各方面的平衡，很多人担心油脂的摄取会影响身材或是造成心血管的负担，其实适度补充油脂，身体才能够均衡发展。

蛋白质可增加身体自愈力

蛋白质是身体制造、修复、维护新组织很重要的分子，由各种氨基酸组成。氨基酸的来源，有些身体可以自行制造，但有许多则必须从食物当中摄取。当蛋白质缺乏的时候，会影响身体发育成长的能力，也会降低身体疗愈、复原的能力，让身体一直处在发炎的状态下。

蛋白质的摄取主要借由两种来源，一是动物性，例如肉类、鱼类、奶蛋类制品；二是植物性，例如豆类、谷类、坚果类等。动物性来源的蛋白质浓度较高，所以等量的食物比较之下，吃下动物性蛋白质后，身体实际上获得的蛋白质还是比植物性蛋白质要高。

目前的环境中，肉类、鱼类、蛋奶类制品几乎都有一些抗生素、激素、重金属等污染，除非所有的东西都找有机来源，可是执行上并不容易，我不认为因为或多或少环境的污染，这些东西就不能吃了，身体还是需要足够的营养素来维持正常的运作，当营养的取得是均衡而充沛的时候，伴随在食物当中的毒素就容易被排出体外。如果真的很担心食物当中的污染残留，可以在比例上做一些修正。一般来说，小型鱼类在食物链的下游，所受到的污染相对较少，在蛋白质的摄取上以小型鱼类为主；不过还是要适当地吃肉类和蛋奶类。当然你也可以更多元地从植物中摄取蛋白质，多吃豆类、谷类或是坚果类食物，多元、均衡饮食，对于身体才是最有帮助的。

"蔬果日"与"蔬果餐"

许多人为了排毒或减重，会使用比较激烈的断食来达到目的，我认为断食法只适合很清楚自己身体状况的人来执行，如果是为了排毒或减重，不妨规划"蔬果日"或是"蔬果餐"，固定让自己在特定的时间吃大量的蔬果，是比较温和的方式。

如果平时工作真的很忙，几乎都是在外用餐，可在周六或周日选一天只单纯地吃蔬菜水果。我不建议生食蔬菜，除非你很清楚蔬菜的耕种方式和来源，否则洗干净并水烫过后再吃比较安全。水烫的时间也不要太久，尽量保留蔬菜的原色，营养才不会流失。一周选择一天让自己的肠胃休息一下，单纯地只吃蔬菜和水果，就像是为自己的胃肠道做一个小小的按摩。不过在执行"蔬果日"的时候，记得种类要尽量多元，每一次都要吃到不同种类、当季的食物，才能够均衡摄取各种营养素。

对于平时自己下厨的人，我会建议一天吃一餐蔬果餐，晚餐是最适合的时段，以不同颜色种类的蔬菜当主食，淀粉类的米饭、面包都避掉，例如玉米汤、蔬菜汤等，一定会有饱足感。而饭后的甜点，则以当季的水果为主。对于习惯晚餐吃得很丰盛的人，刚开始可能会对蔬果餐不适应，不过渐渐地我相信你会感受到蔬果餐的好处。

多元、均衡的营养，对健康才有最大的帮助。长期发炎的原因，在于身体没有足够的能量和营养对抗外来的毒素，所以"抗战"一直没有成功的身体，只好不停地打仗，启动免疫反应来维持身体的机能。虽然我们身处在污染源、过敏原很旺盛的环境里，不过要相信"自愈力"是上帝赐给我们最好的礼物，当胃肠道健康，自然能排出身体不需要的毒素，适时地让胃肠道休息一下，相信你也可以找到适合你的"消炎"秘诀！

睡眠障碍型疼痛和改善方法

你晚上睡得好吗？

台湾睡眠医学学会所做的调查发现，台湾约五百万人有不同程度的睡眠障碍，例如失眠、不易入睡、浅眠等，而当睡眠品质不够良好时，经常会衍生出身体的其他问题，包括高血压、胸闷、心悸、记忆力减退、焦虑等情况。

"休息"对于人体的修复，扮演了很重要的角色。人的一生大约有三分之一的时间在睡觉，休息的主要目的，在于让身体有"充电"的时间，让身体进行激素的自我调节，同时注入足够的能量来面对隔天的挑战，像手机的电池没电时，需要充电的意思。有些学者认为，在睡眠当中，我们的大脑会进行记忆的重组，帮助修复学习能力，让大脑在白天可以处在最有效率的状态。对于健康来说，休息更是自愈力发挥以及修复最重要的环节。当身体比较虚弱、不舒服的时候，一定要充分休息，才会慢慢好起来；而在最近经常看到的"过劳死"新闻中，几乎都是因为休息不够、睡眠不足使得身体无法承受所产生的结果。

失眠引发的慢性疼痛

一般来说，随着年龄的增长，所需要的睡眠时间会越来越少。根据美国国家睡眠基金会所提出的建议，对于刚出生到满一岁的新生儿，一天所需的睡眠时间为十四至十五个小时，三岁之前为十二至十四个小时，幼儿为十一至十三个小时，十二岁前的儿童则为十至十一个小时。但现在大多数孩子都无法睡到足够的时间，在美国曾经做过调查，约半数以上的孩子一周会有超过一次的睡眠困扰，这显示睡眠问题早就波及各个年龄层了！

十二岁以后开始进入青春期的青少年，会因为内在生理时钟的改变，加上繁重的学业，渐渐变得比较晚才会有睡意。根据研究显示，许多青少年要到晚上十一点或是十二点才能自然入睡，因此许多孩子一个晚上只能睡六七个小时。换言之，民众长期以来的"睡眠债"是从初中开始就累积下来了，也难怪过了十年、二十年，身体得不到足够的休息，自然会衍生出许多难以解释的慢性疼痛。

对于中老年人来说，超过一半的妇女，在过了更年期之后，就会出现明显的睡眠障碍。通常是不容易入睡、半夜容易醒来或是很早醒来后就睡不着的问题；男性则多半会有打鼾、呼吸睡眠暂停综合征这方面的睡眠障碍。

学术上也发现，长期睡眠品质不好的人，对于疼痛的忍耐力相对较低，也会让身体的自愈力降低。意思是说，同样的不适感在睡眠品质不好的患者身上，会被放大。这也解释了为什么许多长年有睡眠困扰的人，慢性疼痛的比例相当高，脾气会特别差，容易沮丧忧郁、记忆力减退、免疫力也跟着下降，甚至引发许多慢性疾病。

想要改善睡眠品质，有许多生活中的环节都必须要跟着改变，包括睡眠环境的营造、时间、饮食习惯等，必须找到适合自己的生活习惯，才能够让身体得到充分的休息。

改善方法：打造好的睡眠品质

改善睡眠品质的第一步，就是要找出睡眠品质不好的根本问题。有些人是睡的时间不够、有些人是睡的时间不对、有些人则是睡眠质量不好。

一天到底该睡几小时？

身体要健康、自愈力要能够发挥极致，"生理时钟"的观念很重要。我们的身体有一定的习惯，会在特定的时间需要吃东西、休息、起床、活动，很多人睡眠品质的问题，是来自于从小被灌输的一些既有观念，例如"早睡早起身体好""一天要睡足八小时才健康"等，所以即便没有睡意，也逼着自己要躺在床上，或是睡不着就焦虑而服用药物，其实都是没有必要的。

每个人对于睡眠的需求量，会随着年龄、身体的健康状况、生理时钟的习惯等因素而有所不同。对于成年人来说，睡眠时间的长短不代表休息品质的保障，有些人一天只需要睡五六个小时，白天一样精神奕奕；有些人则需要很长的睡眠时间，白天才不会打瞌睡。由于个体睡眠品质、深浅的差异，只要在起床后有睡饱的感觉，白天的精神、工作、情绪不会因为疲劳而受到影响，不一定要睡足八小时。

正因为每个人对于睡眠的需求不一样，所以对于睡眠品质不好的人来说，必须先打破思维定势，就是"你可以跟别人不一样"。你可以是晚上吃饱饭后，八点就去睡觉，早上四点起床做早操、看书的人；你也可以是半夜十二点入睡，到隔天早上六点就已经睡够的人；无论是哪一种睡眠习惯，没有所谓的对与错，只有适合与不适合的差异而已。

建立你自己的生理时钟

如果你目前处在慢性疲劳、长期睡眠品质不是很稳定的状态，有时失眠、有时睡很多却都睡不饱的情况下，我建议你在"疼痛日志"里做记录，写下你过去一个月的上床时间和起床时间，以及隔天的精神状态，借此找出自己所需要的睡眠量。在这一个月当中，即使生活作息不是很规律也没关系，观察一下哪一段时间的睡眠让你的精神最饱满。

接下来，则要进入第二阶段，也就是建立规律的生物钟。如果在前一个月的疼痛日志中归纳出，半夜一点睡到隔天七点是最有饱足感的，那么在这个月第一天，就让自己在晚上一点准时上床，隔天七点起床；第二天则提早十五分钟，变成半夜十二点四十五分睡觉，一样七点起床；第三天则变成半夜十二点半睡觉，七点起床……以此类推，然后记录隔天最佳的精神状态，是在几点几分上床睡的。将这样的时间固定下来，建立属于你自己的生物钟，也可以发觉自己最充足的睡眠时间大约是几小时。

当你建立好了规律的生物钟，即便到了周末也要在同样的时间入睡，才不会又打破了这个规律。这个方法比较适用于平常睡眠时间不固定，周末喜欢补觉的族群，因为生物钟紊乱，白天工作时容易疲累头昏脑涨，晚上却又无法睡得很深沉。如果是因为外力的干扰而睡眠时间无法固定，例如工作要轮班，要照顾小孩、长辈等，可在中午过后找时间休息一下，让自己暂时充电，恢复精神。

人的生物钟里，其实是需要中午过后休息片刻的，这也是为什么很多婴幼儿和长辈，在下午都需要一小段的睡眠。记得我在台湾念小学的时候，学校规定午休时间大家都要休息，我从那个时候就养成了睡午觉的习惯；后来出国后，多伦多的高中没有规定午休时间，不过我到现在，还是习惯下午要腾出三十分钟左右的时间稍作休息。

很多人下午不敢睡午觉，是害怕影响晚上的睡眠。大多数人从早上起床一直到晚上睡觉，中间间隔十几个钟头，身体一直处在活跃、打仗的状态下，也造成许多人到了晚上，大脑还是停不下来，也就是常说的"身体很累，但就是睡不着"。试着在午饭后，睡大约三十分钟，最长不超过一小时，以免影响晚间的睡眠。午睡可让自己暂时充电，提振精神，效果比喝咖啡等提神饮料更好！

良好的睡眠环境

睡眠时间充足，品质却不好的人，则要从生活细节和睡眠环境来进行改善，睡觉时最好将灯光都关闭，因为生理时钟会随着周遭环境而改变激素的分泌，如果一直处在明亮的环境中，体内的运作就会持续在工作与亢奋的状态中，而无法好好休息。不习惯黑暗的人可以留一盏小夜灯，但以不直接照射到眼睛为佳。睡觉与工作的地方最好做区隔，不要将工作相关的东西，例如电脑、书籍、报表等放在床边。睡前阅读的习惯，如果不会影响到睡眠品质，倒是无妨，但如果是因为睡不着而看书，通常会越看越睡不着。

很多人习惯在睡前吃夜宵，但在太饱的状态下入睡，除了对身体造成负担，也会影响身体放松休息的能力以及新陈代谢而变胖，所以最好戒掉睡前吃夜宵的习惯。

有些人则是对声音很敏感，容易被住家外面的汽车喇叭声、摩托车声、街道嘈杂声或是枕边人的打鼾声影响，而无法安然入睡，这类情形则可以戴耳塞来防止干扰。

睡前泡个热水澡也能帮助放松入睡，不要在睡前做剧烈运动，最好做一些简单的、速度较慢的伸展让身体放松；或在床上做一些自我按摩和呼吸法，最简单的按摩就是将手心直

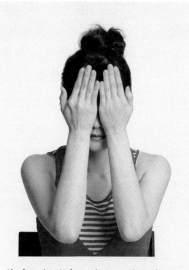

将手心轻放在眼球上，借由手心的温度让眼球周遭的小肌肉得到放松

接放在眼球上，不需要揉压，借由手心的温度让眼球周遭的小肌肉放松，是一个既简单又舒服的方法。

我们每个人在努力工作之余，都需要有好的睡眠，来面对隔天全新的挑战。根据 2010 年的统计，台湾民众一年吃掉一点五亿颗镇定安眠药，可见睡眠障碍已成为现代人的通病了！每个人对于睡眠量的需求和习惯本来就不尽相同，不需要"舍不得"睡或是觉得自己睡太多、睡不着而感到罪恶，不同的人原本就有属于自己最适合的方式，要找到适合自己的方式，才是最重要的。

睡眠是上帝赐给我们一个很特别的礼物，也是治疗疲惫最有效的方法。当你在深沉的睡眠当中，自愈力可以被完全启动，修复所有的伤口。如果目前的你也被睡眠障碍困扰着，不妨先尝试这些自然的方法，若无法达到效果，再选择服用药物或者就医，请专家协助。

缺乏运动型疼痛和改善方法

曾经有一个想要瘦身的女生跟我说："我宁可饿死，也不要运动。"

我听过很多类似的话，可见真的有很多人不爱运动。近年来因名人提倡运动的好处，加上减重观念的持续燃烧，运动的风气逐渐建立起来，许多运动服饰品牌也有时尚感的设计，让运动除了对身体健康有益，也成为一个具有流行感的指标活动。

大多数人的困扰是"没时间"运动，或是不知道运动的方式对不对，当自己不确定方法是否有效，而在短时间内又没有看到显著效果的时候，就很容易选择放弃。

我看过非常多的个案，在过去有反复的慢性疼痛，或是下定决心要运动瘦身却半途而废，都是因为运动的方式错误，而无法持续运动的习惯。研究发现，"不动的生活"相当于一天抽二十根烟的坏处，说明缺乏运动对健康有多严重的伤害。

肌肉量减少，容易造成关节磨损，产生慢性疼痛

长期缺乏运动，基础代谢会变得缓慢，肌肉量减少，人就会逐渐发胖。肥胖的人在开始运动的初期，挫折感会比较多，例如，容易喘，或是关节、肌肉等部位容易产生

疼痛，因此担心自己"越运动越糟糕"而直接放弃。但是当体重越来越重，身体的负担越来越大的时候，如果肌肉没有足够的力量支撑，长时间下来就容易造成关节的磨损，产生退化、慢性疼痛的状况。

　　人体需要多方平衡的机制，才能让身体有效率地运作，其中很关键的一个环节，就是要做"对"的运动。运动可以分成很多不同类型目标的运动，例如，增强心肺功能的有氧运动，增加肌肉机能的重量训练或其他训练平衡感、协调性、柔软度等的运动，都是借由不同方式的运动来提升健康的。

　　我自己原本也不是一个爱运动的人，大学时因为发生车祸，那段时间必须固定进行复健运动，才发现原来伸展、强化的动作对于疼痛有很大的帮助。后来念医学院的时候，班上的同学几乎都有运动的习惯，彼此间会讨论上健身房、打球、跑步等相关话题，看到很多女生把自己的身体线条练得很有型且漂亮，心里觉得很羡慕，就决心培养好的运动习惯。

　　跟大多数人一样，一开始不懂得怎么做"对"的运动时，很容易受伤，或是一不小心就把自己练成"金刚芭比"，所以无论你在过去有什么样的运动基础，当你下定决心开始"动起来"的时候，一定要从最基本最简单的步骤开始，例如快走、爬楼梯、伸展等较容易的运动。尤其对于慢性疼痛的患者，有许多的肌肉、关节已经"卡住"很久了，千万不要硬拉、硬撑，或觉得"痛才有效"，当我们一下子给肌肉太多的负担时，很容易适得其反，结果疼痛不但没有解除，还造成了更多的伤害。

改善方法：做"对"的运动

刚开始想建立运动习惯的人，可在本子上写下你想要运动的原因——为了再瘦两千克、希望腰不再疼痛或想要有更好的体态。将想要达成的目的都写下来，理清自己运动的动力。

确立自己的"运动动力"后，接着很重要的是，要定短期、中期和长期目标。所谓短期，大约是三个月的时间，中期是六个月，而长期则可以是一年到两年。写下在各阶段里，你希望能够达成的目标。例如，在未来的三个月当中稳定地瘦身三千克，或是在六个月后能穿下某件着装等。这些具体的目标，可以清楚地记录运动动力，在运动出现瓶颈时，提醒自己。不过要注意的是，目标必须是合理而且可能达成的，千万不要在一开始就订下每天跑五千米，或是三个月瘦十千克之类难以达成的目标，很容易因此感到沮丧而放弃。

长期缺乏运动的人在一开始动的时候，会产生"乳酸堆积"的疼痛感，类似爬山或是骑脚踏车之后"铁腿"的感觉，遇到这样的情况，不用太过于担心，只要在疼痛发生的两天当中先减少运动量，多喝水把过多的乳酸代谢掉，之后再恢复原定的运动习惯。当身体渐渐习惯了一定的运动量，乳酸堆积的情况就会慢慢改善，之后即使做比较剧烈的运动时，也不会有疼痛的反应了！

运动 3、3、3

当你已经决心开始运动了，在初期可参考"运动 3、3、3"原则——一天三十分钟以上、一周三次以上，做心率高于每分钟一百三十次的运动。很多人会说抽不出三十分钟时间来做运动，其实，在日常生活中就能找到时间做运动，并不困难！

例如，每天出门工作、买东西、办事情时，穿上一双舒服的鞋子，用较快的步伐，让自己有点喘、使心跳加快的速度，走到目的地或公车站牌，这样早晚各一趟十到十五分钟的路程，你就完成二十到三十分钟的运动量了！如果住家离站牌很近，则可走到下一个站牌或是下一个路口再搭车，让自己在通勤的路上顺便达到运动的效果。

爬楼梯：强化下半身肌肉

爬楼梯也是强化下半身肌肉很好的运动，中午外出用餐或是上下其他楼层时，可以选择爬楼梯，不过要注意，下楼梯对于下半身关节较有负担，要特别留意身体的重心和楼梯间的距离，避免发生扭脚或是跌倒的情况。

走路和爬楼梯都是属于有氧类型的运动，简单地说，主要目的是增强心肺功能和训练大肌群，属于全身性的运动。有氧类型的运动有助于燃烧体内脂肪，如果想要减缓疼痛，还是要从伸展型的运动做起。

拉筋：舒缓肌肉紧绷

伸展型的运动就是俗称的"拉筋"，通过延展肌肉的方式，舒缓肌肉紧绷的问题。肌肉长期处在特定的收缩状态下，就会影响肌肉应有的弹性。肌肉是借由肌腱附着在骨头上，当肌肉失去应有的弹性和柔软度时，关节的活动度就会跟着受限。举例来说，平时久坐在办公室，或下班后就坐在沙发上看电视的族群，会因为膝盖和髋关节弯曲的时间过长，使大腿后侧的肌肉很少得到足够的伸展；当大腿后侧的肌肉长期紧绷时，除了局部肌肉的含氧量降低产生疼痛之外，还会影响臀部和腰部周遭的肌肉，使得腰部、臀部都有疼痛的感觉，类似"坐骨神经痛"的问题。

肩关节附近也是常见的疼痛部位，因为大部分的时间，手部的施力都是在肩膀垂下的角度，除非有做伸展运动的习惯，否则我们很少会去转动肩关节或做高举手臂的动作，因此很多人的肩胛骨下方接近肩关节的肌肉都很紧绷，时间久了也就导致肩膀举不起来，而产生疼痛的毛病。

简单的伸展运动，可让肌肉的线条变得柔顺，增加肌肉的柔软度。平常除了可利用零碎时间走路、爬楼梯之外，也可以在早上起床后或是睡前，各做十分钟左右的伸展。我很喜欢在早上起床时做上半身的伸展，只要十分钟就能让颈部、肩膀有"清醒"的感觉，同时想一下今天该做的事情、一天的行程等细节，会让思绪更加清晰；晚上睡觉前则可以做下半身的伸展，在一天忙碌的工作之后，舒缓腿部肿胀、疼痛的感觉。

　　做伸展动作时，速度一定要放慢，在初期可以先从颈部的伸展做起，尽量让头部慢慢延展到每个方向的最极端，大多数人都有头部往前倾的习惯，往后的方向可稍微停留久一点，再往其他的方向继续伸展。如果你做完颈部的转动之后感到晕眩，不用紧张，只要暂时停下这个动作即可。颈部有很多敏感的小肌肉，所以容易有头晕的反应，表示颈部的活动真的很缺乏，下次再做这个动作时，把角度再收回来一些，有拉伸到的感觉就好，之后再慢慢把角度放大。

　　接着，可以尝试肩关节的伸展。这个伸展相信大家都做过，将两手一上一下在背后扣住，让肩关节得到柔软度的训练。刚开始如果两只手无法扣住，可以先稍微暖身，让肩膀慢慢地由前往后转动，大约转动三分钟之后，再尝试背后扣住的动作；或先用毛巾辅助，不要强迫自己做太困难的动作，只要有拉开的感觉，活动度、柔软度自然会慢慢进步。

　　看电视时则可做大动作的伸展，例如大腿后侧或是大腿内侧的伸展、手臂的伸展，都是可以边看电视边做的运动，相对可以节省不少时间。

　　上班中的休息时间，也要让自己多动，可在自己的位置上做颈部和肩膀的转动，也可利用椅子扭转腰部和伸展臀部的肌肉。上班的空闲时做一些简单的伸展运动，可以

颈部伸展

1 预备动作，端坐在椅子上，身体放松

2 轻轻将颈部往前压低，直到后颈部有被拉开的感觉

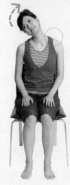

3 在步骤2稍事停留后，以顺时针方向转动颈部，转到右侧时，左侧颈部应有伸展开来的感觉

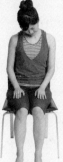

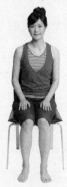

☆注意，做伸展时要抬头挺胸，千万记得不要驼背
☆速度要尽量放慢，以20秒转一圈的速度为佳
☆若有头晕的情况，可以将速度再放慢或是将角度拉回来一点，不需要太过用力，有拉伸到的感觉即可

Point

4 转到正后方时可稍事停留，前颈应有伸展开来的感觉

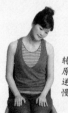

6 转一圈后回到原点，可以按逆时针的方向慢慢再转一圈

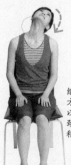

5 继续沿顺时针方向转到左侧以伸展右侧的颈部肌肉，并稍事停留

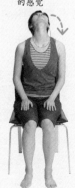

顺时针和逆时针方向各转五圈

☆若肩关节太过僵硬，两边的手指无法靠在一起，可以先用毛巾辅助，等关节训练到比较柔软的时候，再慢慢尝试让手指扣在一起

Point

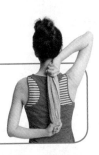

肩关节伸展

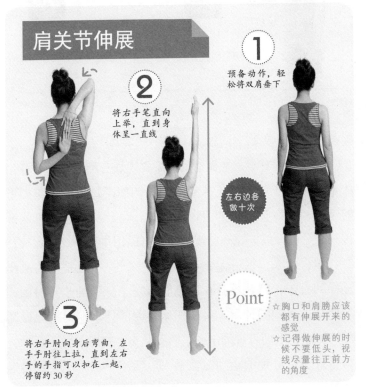

1

预备动作，轻松将双肩垂下

2

将右手笔直向上举，直到身体呈一直线

左右边各做十次

3

将右手肘向身后弯曲，左手手肘往上拉，直到左右手的手指可以扣在一起，停留约 30 秒

Point

☆胸口和肩膀应该都有伸展开来的感觉
☆记得做伸展的时候不要低头，视线尽量往正前方的角度

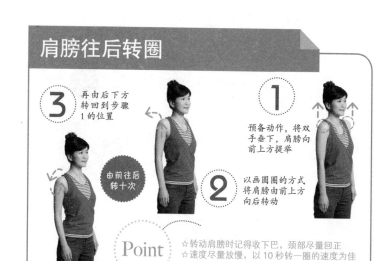

肩膀往后转圈

3 再由后下方转回到步骤1的位置

由前往后转十次

1 预备动作，将双手垂下，肩膀向前上方提举

2 以画圈圈的方式将肩膀由前上方向后转动

Point
☆转动肩膀时记得收下巴，颈部尽量回正
☆速度尽量放慢，以10秒转一圈的速度为佳

提高精神，让头脑更清晰。

想要持续有耐力地做运动，需要规划有趣一点的内容，才不会一下子就觉得乏味而放弃。例如，每天做不同类型的运动，可以让运动的习惯更持久，也让身体各个机能都得到充分的锻炼。在开始规划时，可以用星期一、三、五、二、四、六来作区分。例如，星期一、三、五是走路或爬楼梯的日子，就让自己在通勤时有三十分钟的步行时间，星期二做肩颈的伸展，星期四做腰臀的伸展，星期六做腿部的伸展，星期日规划出游、骑脚踏车、打球等休闲活动，将每天三十分钟的运动习惯融入生活当中，就不会觉得运动是一件辛苦又"没时间"的事情了！

大腿后侧伸展

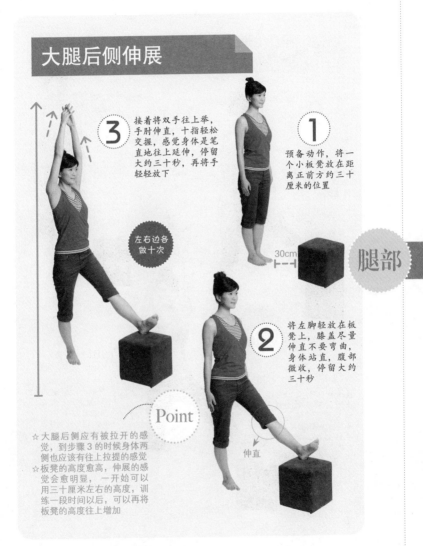

3 接着将双手往上举，手肘伸直，十指轻松交握，感觉身体是笔直地往上延伸，停留大约三十秒，再将手轻轻放下

左右边各做十次

1 预备动作，将一个小板凳放在距离正前方约三十厘米的位置

30cm

腿部

2 将左脚轻放在板凳上，膝盖尽量伸直不要弯曲，身体站直，腹部微收，停留大约三十秒

伸直

Point

☆大腿后侧应有被拉开的感觉，到步骤3的时候身体两侧也应该有往上拉提的感觉
☆板凳的高度愈高，伸展的感觉会愈明显，一开始可以用三十厘米左右的高度，训练一段时间以后，可以再将板凳的高度往上增加

大腿内侧伸展

1 预备动作，将一个小板凳放在距离正右方约三十厘米的位置

2 将右脚轻放在板凳上，膝盖不要弯曲尽量伸直，身体站直，腹部微收，停留大约三十秒

伸直

左右边各做十次

3 接着将双手往上举，手肘伸直，十指轻松交握，感觉身体是笔直地往上延伸，停留大约三十秒，再将手轻轻放下

Point

☆ 右大腿内侧应有被拉开的感觉，到步骤3的时候身体两侧也应该有往上拉提的感觉
☆ 板凳的高度愈高，伸展的感觉会愈明显，一开始可以用三十厘米左右的高度，训练一段时间以后，可以再将板凳的高度往上增加

手臂及侧身伸展

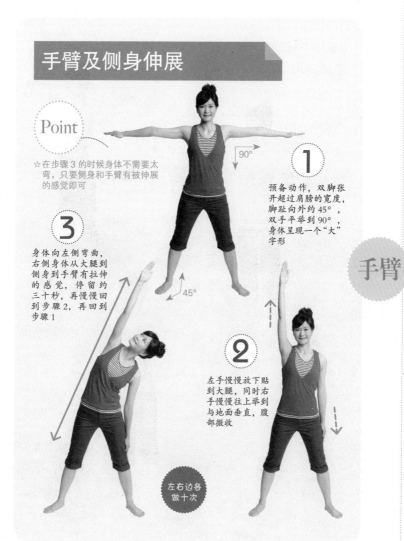

Point

☆在步骤 3 的时候身体不需要太弯，只要侧身和手臂有被伸展的感觉即可

1

预备动作，双脚张开超过肩膀的宽度，脚趾向外约 45°，双手平举到 90°，身体呈现一个"大"字形

90°

45°

3

身体向左侧弯曲，右侧身体从大腿到侧身到手臂有拉伸的感觉，停留约三十秒，再慢慢回到步骤 2，再回到步骤 1

2

左手慢慢放下贴到大腿，同时右手慢慢往上举到与地面垂直，腹部微收

手臂

左右边各做十次

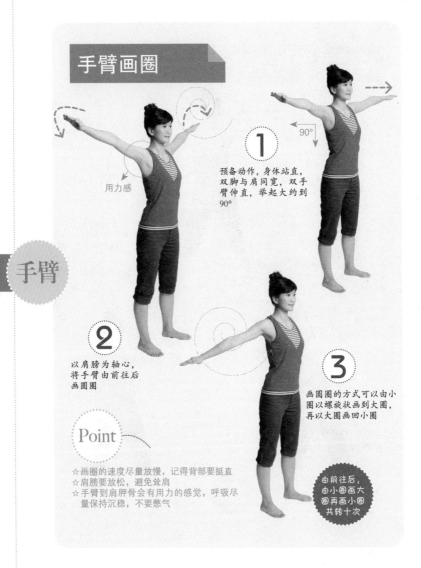

手臂画圈

手臂

用力感

1 预备动作，身体站直，双脚与肩同宽，双手臂伸直，举起大约到90°

90°

2 以肩膀为轴心，将手臂由前往后画圆圈

3 画圆圈的方式可以由小圈以螺旋状画到大圈，再以大圈画回小圈

Point

☆画圈的速度尽量放慢，记得背部要挺直
☆肩膀要放松，避免耸肩
☆手臂到肩胛骨会有用力的感觉，呼吸尽量保持沉稳，不要憋气

由前往后，由小圈画大圈再画小圈共转十次

办公室腰部扭转

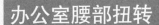

3 将身体往右转，右手扶住椅背、左手扶住椅面做支撑，停留约三十秒

1 预备动作，上身挺直坐在椅子上

2 将右腿放到左腿上，像是跷二郎腿的姿势

左右边各做十次

Point
☆椅子记得要选择固定式、没有轮子不会滑动的，椅面尽量稳固，像沙发类型的椅子就不适合
☆在步骤 3 时身体从腰部开始应有被拉伸开来的感觉

办公室臀部伸展

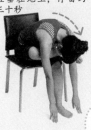

3 身体往前弯曲，将双手轻垂在地上，停留约三十秒

1 预备动作，上身挺直坐在椅子上

2 将右小腿放在左大腿上

左右边各做十次

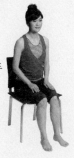

Point
☆大腿后侧到臀部的肌肉应有被伸展开的感觉，如果弯不下去不要硬撑，只需要感到肌肉有拉开的感觉即可

在你的体能状态转好之后，就可进阶去参加瑜伽、普拉提、舞蹈或球类的相关课程，当身体不停地活动时，肌肉自然会保持丰富的弹性，体力会比较好，疼痛也不会一直找上你！

姿势不良型疼痛和改善方法

一天二十四小时当中，无论是静态或是动态、休息还是行走，我们都需要脊椎、骨骼、关节和肌肉彼此协调和受力，来支撑身体的重量。

根据 2011 年一份"疼痛认知大调查"显示，高达八成以上的台湾民众有疼痛的困扰，甚至约有 40% 的受访者每天超过三个小时都维持在同一个姿势，而超过三分之二的疼痛问题，都源于错误的姿势。

姿势的养成是非常多不同变因组合之下的结果，包括心理状态、生活习惯、肌耐力，还有本体感觉。所谓本体感觉，是指身体本身的位置、肌肉的控制和周遭环境之间的空间对应关系。例如，走路时要花多大的力气踏地板、爬楼梯，坐下时椅子的高度，腿部所需要弯曲的角度等，每一个动作都需要本体感觉的讯息传递配合肌肉的收缩和放松，才能让这些动作、姿势维持在有效而准确的状态。有些人讲话、看电视时，头总是歪的；或者走路时步伐特别用力，爬楼梯时容易绊到台阶，这些都和本体感觉不够协调有很大的关系。

就心理的层面来看，很多心理状态，也会从姿势的呈现当中表现出来。例如，缺乏自信的孩子容易养成驼背、低头的习惯，没有安全感的人睡觉时会把头埋起来或是蜷缩着睡，这一类型的姿势问题，虽然和骨骼、关节、肌肉无关，可是长期的错误姿势，会造成肌肉的拉扯，影响到关节的位置，也会引起慢性疼痛的问题。

3C产品大大改变了现代人的生活，大量依赖电脑、网络、手机，长时间地低头上网、打电动、写报告等，使得肩颈和腰部肌肉过度使用，而产生疼痛、发炎等现象。当身体的肌肉收缩用力的方式错误，会改变肌肉的弹性和柔软度，使得肌肉变得僵硬而无力，影响到脊椎的正常弧度。

每一个人在姿势、体态、步态上都有自己特定的习惯，这也是为什么有些人光听脚步声，就能够判断是谁来了；或是在很远的距离，就能够认出对方的身影。姿势上的习惯，无形中透露了许多非语言的讯息，对身体来说，也可能同时产生许多慢性疼痛。想要改善姿势不良所造成的疼痛，就需要对身体更深入地了解以及着手改变生活中许多小细节，才能让体态的改变一步到位。

改善方法：培养良好的体态

要有效地改变过去姿势上的坏习惯，必须"里、外"都改变，意思是说，身体用来维持姿势所使用的肌群必须得到足够的锻炼，加上环境的改造配合，才有可能改变过去体态上的坏习惯。

培养良好的体态，首先要认识几个重要的部位和肌肉群。骨盆是身体的重心位置，无论坐着、站着还是行走的时候，都需要让骨盆以及骨盆周遭的肌肉群协调运作，才可以让我们身体的重量被有效率地支撑。稳定身体躯干很重要的一组肌群，叫"核心肌群"，是由腰部、腹部连到骨盆、腹股沟这一大块区域的肌肉所组成的。骨盆底有另一组肌肉群叫"骨盆底肌群"，是用来保护身体内部的器官，位于骨盆底由尾椎连接到耻骨这一块区域。对于习惯久坐的人来说，骨盆底肌群和核心肌群通常都无法有效使用，除了因此让腹部无力、习惯驼背之外，也会引起许多女性渗尿、骨盆腔疼痛等问题。

核心肌群的属性和分工，还可以细分为深层的内部肌群以及表浅的外部肌群。许多人为了瘦小腹，会尝试许多腹部锻炼，例如仰卧起坐，这类型的动作主要是针对外部肌群做锻炼，内部肌群的训练则需要通过深度收缩才能够感受得到。

骨盆、身体的重心

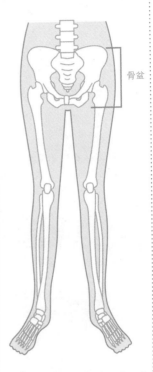

骨盆

骨盆位于身体的重心位置，无论是静态或动态，都需要骨盆及其周遭肌群强有力的支撑，才能维持良好的体态

骨盆底肌群

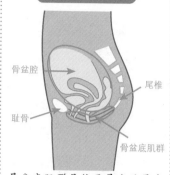

骨盆腔
耻骨
尾椎
骨盆底肌群

骨盆底肌群是位于骨盆腔最底端，由尾椎连接到耻骨，用来保护身体内部器官的重要肌群

核心肌群

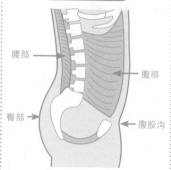

腰部
臀部
腹部
腹股沟

核心肌群由腹部、腰部和臀部、腹股沟这一大块区域的肌肉组成，是支撑身体体态的重要功臣

内部肌群

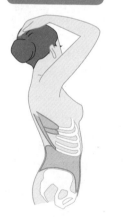

核心肌群里深层的内部肌群

外部肌群

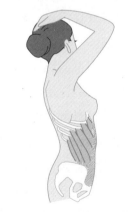

核心肌群里外层的外部肌群

正确收缩腹横肌，彻底改善姿势不良

影响体态和脊椎稳定很关键的肌肉，是位于核心肌群里的腹横肌，当我们的位置重心摆在骨盆之后，如果坐着或是行走时，都能知道如何收缩使用腹横肌，就可以彻底改善姿势不良的问题。

腹横肌在什么地方？如何用力？首先，可以先尝试一个简单的练习；让自己跪坐在床上或是有软垫的地板上，臀部直接坐在脚踝上，如果踝关节过于紧绷，在接触床面或地面时不太舒服，可在脚踝下垫一个卷起来的毛巾，如果膝关节太僵硬无法做大幅度弯曲，也可在臀部和小腿之间放一个小软垫。

跪坐在床上之后，尽量让自己上半身放松，双手放在大腿上，慢慢做几个简单深沉的呼吸；接着，尝试让自己的骨盆底肌群做向内的收缩，感觉有点像在憋尿的用力方式，停住 2 ~ 3 个呼吸，然后再放松。

当你放掉力量的时候，如果感觉到身体的重量压到腿上，代表你目前还不会运用骨盆底肌群的力量，或是骨盆底肌群的力量太虚弱，所以身体会不由自主地借用腿部和臀部的肌肉力量来收缩。多做几次练习，开始懂得单独使用骨盆底肌群的力量后，注意腹部的感觉，下腹部应该有稍微收缩的感觉，是深层肌肉的变化，收缩时，腰部不会有任何移动，在腹部应该有向上向内用力的感觉，带着一点点腰部的用力，这时你所用到的就是"腹横肌"。

当我们坐着、走路的时候，虽然不需要收缩骨盆底肌群，但可以刻意收缩腹横肌，这样的用力姿势可让体态优美，减少腰椎和骨盆的负担。虽然感觉上和收小腹的用力很类似，但是在做法上，需要更深层肌肉的用力，如果初期感觉不到，多做几次跪坐的练习之后，就可体会得到。

另外，坐在椅子上时，同样需要骨盆和腰椎位置上的控制。开始做训练的时候，先找一张你常用且舒服的椅子，高度上，臀部会略高于膝盖一点点，椅面是平坦、柔软而坚固的，不要有特殊造型、会滑动的滚轮或是太软的沙发；先以习惯的姿势坐下，有些人会稍微驼背或靠着椅背，但都没关系，这个动作是让你感受骨盆底坐骨、耻骨、骨盆底肌肉群和腰椎的相对位置。

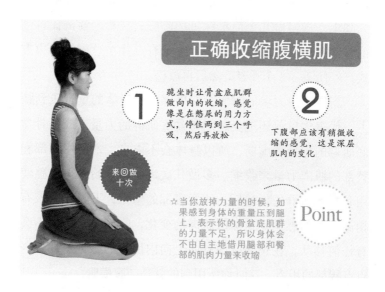

正确收缩腹横肌

1 跪坐时让骨盆底肌群做向内的收缩，感觉像是在憋尿的用力方式，停住两到三个呼吸，然后再放松

来回做十次

2 下腹部应该有稍微收缩的感觉，这是深层肌肉的变化

☆当你放掉力量的时候，如果感到身体的重量压到腿上，表示你的骨盆底肌群的力量不足，所以身体会不由自主地借用腿部和臀部的肌肉力量来收缩

Point

接着，将双脚平放在地上，两侧膝盖与肩膀同宽，骨盆稍微往上提起来，感受两侧的坐骨会碰到椅垫。耻骨的位置和尾椎的位置在同一个平面上，臀部不用刻意夹紧，感觉骨盆底肌群是打开的，这时身体的重量会落在坐骨前方一点点的位置以及大腿上方，最理想的重量分布是百分之六十在骨盆，百分之四十在下肢。

当下半身的位置调整好了之后，上半身的位置会随着改变，腰椎的弧度会落在最自然的微弯状态，也可以提起胸口，减少肋骨压迫到腹部的情况。一般来说，颈部的位置会同时跟着回到胸椎的上方，减少下巴上仰、头颈前倾的坏习惯。

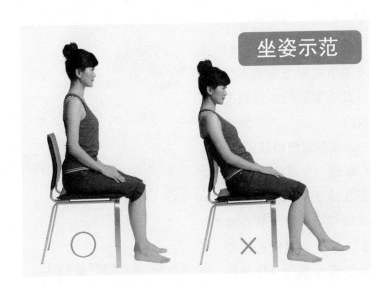

坐姿示范

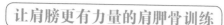

让肩膀更有力量的肩胛骨训练

如果不良姿势的习惯太严重，除了骨盆和核心肌群这个区块的训练以外，还需要做上半身肩胛骨的训练。

跟下半身一样，想要维持良好的体态，有一些关键的肌肉群需要多做锻炼。经常维持同样姿势不动，或是习惯驼背、搬重物的人，身体侧边接近肩胛骨的"前锯肌"，扮演了很重要的角色。

许多人在尝试抬头挺胸的时候，总觉得挺胸的姿势好累，或是抬头挺胸之后更不舒服，都是因为前锯肌的力量不足。驼背的人群里，很多人的肩胛骨有外翻，或是两片肩胛骨的轮廓很明显，就是由于平时肩关节的用力方式不当以及前锯肌的不协调造成的。

要学习使用前锯肌，可以做一个简单的练习。坐在椅子上面对墙壁，双腿与肩同宽平放在地上，椅子和墙壁的距离是手臂伸直与身体维持

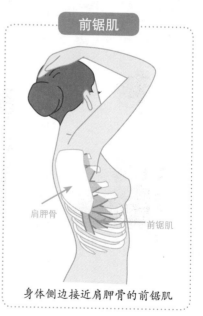

前锯肌

肩胛骨

前锯肌

身体侧边接近肩胛骨的前锯肌

90°时，手腕可以轻松靠在墙上的宽度。坐着的时候记得使用前面提到的方法，让骨盆上提、腰部打直，手掌和手指平贴在墙上。接着，慢慢用手掌和手指的力量，往墙壁推进，在外观上不会看到身体的移动，但要感觉到肩膀和肩胛骨周围肌肉收缩的力道，如果无法明确感受，可以特别用无名指和小指的力量往墙壁推进，就可以感受到肩膀周围，尤其在肩关节下端接近身体侧边有疼痛的感觉。

　　注意不要用手肘和手腕的力量，尽量用手掌和手指往前推进的力量去感觉前锯肌的收缩，这个训练同时会让背部拉直，胸口扩开，这个时候所使用到的就是前锯肌的力量。

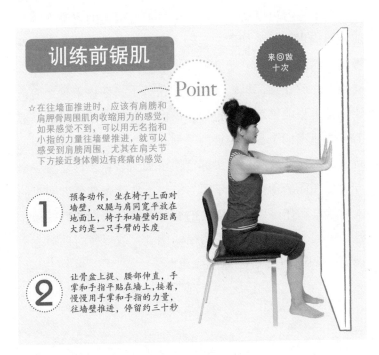

训练前锯肌

来回做
十次

Point

☆在往墙面推进时，应该有肩膀和肩胛骨周围肌肉收缩用力的感觉，如果感觉不到，可以用无名指和小指的力量往墙壁推进，就可以感受到肩膀周围，尤其在肩关节下方接近身体侧边有疼痛的感觉

① 预备动作，坐在椅子上面对墙壁，双腿与肩同宽平放在地面上，椅子和墙壁的距离大约是一只手臂的长度

② 让骨盆上提、腰部伸直，手掌和手指平贴在墙上，接着，慢慢用手掌和手指的力量，往墙壁推进，停留约三十秒

每天尝试这个练习，一次停留约三十秒，来回做八到十次，能让前锯肌更有力量，肩膀向后挺起，就可改善驼背的习惯，让肩膀更有力量。

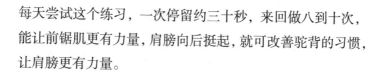

放松颈部的训练

针对颈部的训练，则以前颈的伸展为主。通常姿势不良的人，下巴都会不自主地提起，头部有一个往前倾的角度，也会使得颈部原有的C形弧度变直，周遭的肌肉僵硬紧绷。平时在工作的间隙，多做颈部转动可帮助舒缓放松，但要让颈部可以大幅度伸展，则要练习床上后颈的伸展。

这个练习可以在床上做，借着地心引力的力量来协助前颈肌肉做深层的伸展。运动方式是：放松躺在床上，慢慢用手肘的力量将上半身撑起，上手臂尽量和床面呈90°夹角，之后让颈部轻轻地向后放松垂下，停住十秒之后，让颈部再更放松地往后拉伸，借由地心引力的力量让颈部前方的肌肉向更深层伸展。习惯这个姿势之后，再轻轻地转动头部，让肩膀顶住头部，停留大约五秒，再往另一个方向做相同的动作。对于因为姿势不良让颈部弧度变直的人，这个动作可以改善弧度的变化，但是头部往后的动作容易引起头晕，如果出现头晕的感觉，就要暂时停下这个动作，仰卧休息，不可勉强完成。

训练正确的体态

在能够精准地控制骨盆底肌群、腹横肌、前锯肌以及颈部的肌肉之后，可以结合上半身和下半身，让身体渐渐习惯正确的体态。训练的方式：站立，面对墙壁十到二十厘米的距离，将手臂伸直向上举起，高过头部，整个身体从脚到头、手掌呈一直线，额头靠住墙壁，感觉身体被拉长。

这个时候尽量做深沉而缓慢的呼吸，感觉自己从臀部到腹部收缩上提，肩膀和胸口扩开，而颈部是放松的；停住约三十秒后，将手臂慢慢放下，稍事休息后再继续同样的动作。身体在每一次伸展时，都有被拉得更长、肩膀更放松的感觉。一天做八到十次，是训练正确体态的简单方法。

身体内部需要足够且正确的训练，外在环境的营造上也需要特别留意。在家里的书房或办公室，需要久坐的环境里，选择适合的椅子非常重要。椅子的高度最好能够让臀部比膝盖高一点点，让髋关节的角度比 90° 多一点点，椅面以舒服有支撑、稍微柔软的材质为佳，椅背和椅面之间是 90°，不要选择会让身体深陷进去或是太单薄的支撑，后背可以放置一个腰椎的靠垫；不过要特别注意，靠垫是用来支撑腰椎而不是臀部的，很多人在放置垫子的时候，是放在椅背的最下端，反而让臀部往下斜坐下去，腰部得不到支撑。背后的靠垫应该放在腰椎的位置，臀部则尽量往后坐到底。如果椅子太大或是太软，会让身体陷到椅子里，就不要长时间使用，例如柔软的沙发很舒服，坐了一个钟

床上颈部伸展

1 预备动作，放松躺在床上，慢慢用手肘的力量将上半身撑起，上手臂尽量和床面呈 90° 的夹角

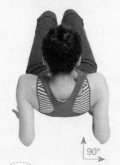

2 让颈部轻轻地往后放松，直接往后垂下，停住十秒之后，让颈部再更放松地往后拉伸，借由地心引力的力量让颈部前方的肌肉做更深层的伸展

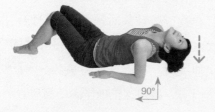

90°

3 接着，再轻轻地转动头部，让右肩膀顶住头部，停留大约五秒，再往左侧做相同的动作

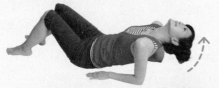

Point

☆颈部前侧应有拉伸的感觉，后颈部会微酸，是正常的反应
☆如果在伸展的过程中感到头晕，应暂时停下这个动作，仰卧休息，不需要勉强完成

左右边各做十次

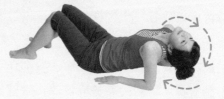

训练体态

站立，面对墙壁，距离墙面十到二十厘米，将手臂伸直往上举起高过头部，整个身体从脚到头、手掌呈一条直线，额头可以靠住墙壁，感觉身体被拉长

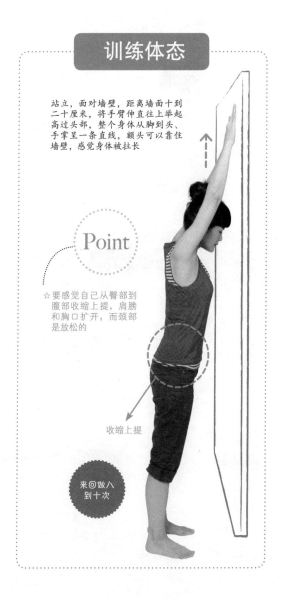

Point

☆ 要感觉自己从臀部到腹部收缩上提，肩膀和胸口扩开，而颈部是放松的

收缩上提

来回做八到十次

坐姿建议

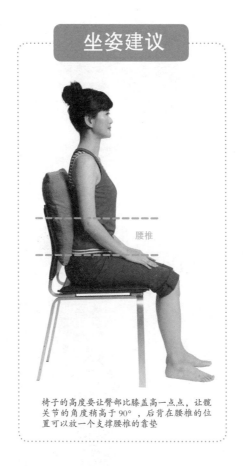

腰椎

椅子的高度要让臀部比膝盖高一点点，让髋关节的角度稍高于90°，后背在腰椎的位置可以放一个支撑腰椎的靠垫

头之后，就要起来走动一下，才不会让骨盆和腰椎的弧度产生变化。

有些人则是需要长时间开车，车里椅子的高度也非常重要。因为车内空间的限制，髋关节和膝关节的角度无法都维持在90°以上，可尽量把座位调高，不要让身体陷在椅子当中，椅背调到90°～100°，不要太往后倾斜，颈部才不会不自主地往前倾；可准备一个靠垫放在中背部或是接近肩胛骨的位置，坐起来会更舒服；头靠垫的高度一定要超过耳朵上端，才能保护到颈部，在紧急刹车时过大的冲击力才不会造成颈部的创伤。

　　不良的体态不是一朝一夕造成的，所以也需要花一些时间纠正回来。相信大家对于姿势不良所带来的疼痛，已经有一定程度的认知与了解，而这里所提到的方法都是由更深层的肌肉进行改变。虽然深层肌肉的用力不容易马上就能感受到，不过对于本体感和肌耐力的加强有很大的帮助。想要彻底改善姿势不良所带来的慢性疼痛，就要有耐心地慢慢锻炼，当体态变得优美而轻盈时，疼痛自然也就跟着减轻了！

情绪干扰型疼痛和改善方法

负面情绪会造成疼痛的概念，在二十世纪就已经开始被广泛讨论，一位美国权威的复健科医师 John Sarno 甚至认为所有的疼痛根源，都是始于情绪和压力，只要减少负面情绪将压力释放出来，疼痛就可迎刃而解。

情绪绝对是影响身体疼痛感受的一大因子。快乐、正向的情绪，会让人忘记疼痛，同样，长期过度紧绷的压力，也会让身体自愈力不停地被耗损，让肌肉在潜意识里呈现备战的状态。就感受上来说，低落的情绪则会让身体对疼痛变得格外敏感，长期处在紧张、焦虑、忧郁的情绪下，很容易掉进一个恶性循环里走不出来。

负面情绪会引起肩颈疼痛、头痛

负面情绪基本上可归为两类，一个是显性的、一个是隐性的。所谓显性的压力，多半会在个性容易紧张、担忧的人身上，往往会在事情还没有发生前，就把所有可能性都想过一遍，而且通常会习惯把所有最坏的可能性都列出来。遇到压力时，也会以行动表现出来。例如，找家人、朋友商量或大吃大喝，疼痛的表现则在肩颈和头部一带，当压力解除后，肩颈疼痛迅速地舒缓，头也不再痛了！

　　显性的压力容易被发现而加以解决，相对地，隐性的情绪则是较难处理的疼痛。通常患者都认为自己没有压力，可是对于生活没有冲劲，也没有太多期待，个性谨慎、小心，遇到事情习惯自己思考、自己解决，不太愿意寻求外界的帮助。还有一种情况，是在过去曾经有过某些情绪层面的创伤，虽然过了很长一段时间，自认为已经克服了、走出来了，其实心里还是很受伤，也会演变成隐性的压力，造成身体的疼痛。这一类型的疼痛，影响的部位比较多元，最常见的是会同时影响到胃肠道，出现不明原因的胃痛、胃食管反流、经常性的腹泻、腹部胀痛等等，加上不定期没有特定部位的疼痛，很多都是隐性的压力造成的。

　　当然，显性和隐性的压力表现也有可能同时存在，意思是说，对于比较表浅的情绪问题，会愿意表达出来获得解决；而对于深层的情绪问题，则选择不理会或是刻意逃避，时间久了，甚至自认为已经痊愈了，但始终无法克服慢性疼痛的问题，也找不到解决的办法。

　　我有一个好朋友，有稳定的工作和不错的收入，跟家人的互动关系也很亲密，还有许多朋友围绕在他身边，所以他给人的感觉是乐观坚强的。可是他从大学时期就一直有胃痛的问题，因为内心隐性的压力已经大到他无法承受，身体健康很早就开始出问题。他常跟我提到他的工作压力很大，很辛苦、很累，但我很清楚工作绝对不是他压力的来源，而是几次挫败的感情和对人性的不信任，加上内在的好胜心和不断想被肯定的渴望，逼着他把所有的心思放在工作上，来逃避伤口，希望借由工作上的成就，来证明自己的价值。

很多人会非常积极地想在工作上获得成就，表面上看似乎因此会产生很大的压力，其实真正压力的来源，是在积极背后的动机，也许是为了想得到被肯定的感觉，也许是用来隐藏自己脆弱的那一面，或者是为了让自己没有时间想到不愉快的伤痛。总之，当自己有一个可以正大光明表现"压力很大"的借口时，真正的压力就会假装被忽略，也因为一直不愿意正视自己真正的问题，所形成的隐性压力就不停地产生慢性疼痛。

显性的压力，可以透过生活习惯的修正来改善，而隐性的压力，则需要有很大的勇气和意愿，才能慢慢抽丝剥茧来克服。

改善方法：放松与正确呼吸

对于正处在压力当中的你，最基本的改变，需要先从呼吸和说话方式开始调整。就像学校没有教过我们该怎么站、怎么坐、怎么走路一样，也从来没有人教过我们该怎么呼吸。

现代人的呼吸几乎都很短浅，除了因为平时压力大，慢慢使呼吸变得相对短浅之外，不良的空气品质和长时间处在"人工空气"的空调密闭环境都有很大的关系。我在多伦多念医学院二年级时的冬天，气候非常寒冷，室内几乎都是空调暖气，我一度因为念书的压力过大，发生吸不到空气的问题，当时也是通过"呼吸练习法"，才慢慢又将呼吸的技巧调整回来。

练习呼吸法的目的，主要是为了平时在不刻意做深呼吸时，就能够让呼吸深沉，当身体获得充分的氧气时，各个部位也可以得到比较多的资源。身体的每个部位都需要氧气，当肌肉、神经、肌腱等软组织得不到足够的氧气时，就会发出疼痛的讯息，所以提供身体足够的氧气，是让疼痛减缓最基本的步骤。

除了氧气的提供之外，呼吸法也是让身体放松最简单又便宜的方法。情绪的紧绷会连带使身体变得僵硬，当我们练习深呼吸时，副交感神经，也就是专门让身体感到放松的神经系统，会被迫活跃起来，抗衡平时帮我们"打仗"的交感神经，所以呼吸法对于平时容易感到焦躁、烦恼、忧虑的人有很大的帮助。

腹式呼吸法

首先，练习呼吸法之前，需要先找一个让你能完全安静的地方，可利用睡前躺在床上的时间，或是躺在一个不会受到干扰的舒服空间，然后从最简单的"腹式呼吸法"开始。

所谓腹式呼吸，就是横膈膜呼吸法，在吸气时，肩膀和胸部不会有大幅度的移动，让横膈膜能够在吸气时往下，腹部会胀起来，呼气时横膈膜往上，腹部会收进来。这个呼吸法是接下来所有其他呼吸法的基本要素，通常躺着做

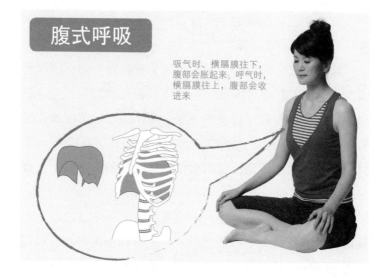

腹式呼吸

吸气时、横膈膜往下，腹部会胀起来；呼气时，横膈膜往上，腹部会收进来

会比较容易上手，当自己能够很轻易地躺着做腹式呼吸时，再接着尝试坐着和站着，慢慢地，呼吸就可以变得比较深沉而有效率。

在学会腹式呼吸法之后，接着练习让呼吸变得更深沉更长。有一个用来拉长呼吸时间的技巧，吸第一口气时数一，慢慢吐气数一；吸第二口气时，数一、二，接着吐气数一、二；吸第三口气时数一、二、三，吐气时也数一、二、三；以此类推数到十；记得在数的时候，要以等比的速度将吸气和吐气的时间都慢慢拉长，借此练习让呼吸更深沉。

净化呼吸法

另一种呼吸法，叫作"净化呼吸法"，需要加上一些想象力。首先，进入比较长的呼吸周期后，吸一口气，想象有柔和的光或是能量让头部（包括你的眼睛、鼻子、脸颊、下巴、后头部直到脖子）完全放松，然后吐气，想象所有紧张的空气已经被你吐出来。之后的下一口气，则让这个柔和的光进入到你的身体、手臂、肘部、手腕、指尖，呼气时同样想象所有负面的空气都被呼出；以此类推，慢慢地将放松的部位带到全身，直到脚趾头。每一口气可以涵盖的范围由自己决定，自行选择用十个呼吸或是三十个呼吸来完成全身的放松，时间完全由你自己来掌握。

错误的说话方式也会引起肩颈酸痛

当你的呼吸可以变得比较深沉之后，说话时换气的方式也会跟着改善。有些人原本呼吸就很浅，换气的方式也不对，讲话时间一久，喉咙就会感到吃力，而用肩膀、胸口的力量来讲话，长期下来，颈部、胸口周遭的肌肉当然吃不消，因为说话和唱歌一样，都需要用腹部的力量。

我刚开始演讲的时候，也不太会换气，两个小时的演讲，我讲了一小时后，声音就开始沙哑；直到有一天我接了三场演讲，发现当自己说话时，换气方法越不对越会紧张用错力气，使得喉咙和颈部都很吃力，而且在说话时容易喘，像是做了很多运动一样，肩颈还会疼痛好几天。之后，我就开始注意自己的说话方式，试图修正这个问题；说话时要用一点力气让自己腹部稍微内缩，这样同时可让体态优美，而习惯让腹部稍微内缩的用力，在长时间说话之后，较不易疲累。另一个很重要的因素是少用嘴巴吸气，当我们在说话时，如果换气的时间不对，很容易会不由自主地用嘴巴吸气，让喉咙变得更干，颈部前方的肌肉也会变得更紧绷。还有一个则是和说话的速度有关，情绪比较紧张的人，说话速度会不自主地变快或很急促，容易让人感觉"不经大脑思考"而得罪人。把说话的速度放慢，让你的表达更清楚，也可增进人际关系，同时让说话的换气更顺畅。

相关研究发现，习惯用嘴巴呼吸的人，颈部前侧（也就是喉咙附近）和肩膀周遭的肌肉会习惯性地紧张收缩，跟说话方式错误的人一样，长时间下来都会有肩颈疼痛的问题。我们常说有人吵架吵到"脸红脖子粗"，也是因为换气方式错误，加上愤怒的情绪，所以肌肉僵硬紧缩起来，自然会让脸部和脖子都涨红。如果你的工作需要经常开会、讲话、做简报，尝试用腹部的力量，少用嘴巴吸气，把说话的速度放慢，配合在家里呼吸法的练习，肩颈的疼痛就会不药而愈了！

"轻触"和"放空"可释放莫名的压力

因为情绪而影响到呼吸或是说话方式的人，可以借由以上的方法来做练习，让肩颈头部慢慢地放松；如果你的压力是属于隐性的，即连你自己都不知道的隐性情绪，方法就需要更深入一点。对于不确定自己为什么情绪总是低落，有莫名的压力、压迫感，伴随一些不明原因的疼痛，在练习呼吸法的过程中，可加上"轻触"和"放空"。

　　触碰是人类传递情感的最直接的方式之一，而我们的确也需要一定程度的触碰来感受安全感和信赖感。许多小朋友在撒娇的时候，喜欢抱住爸爸妈妈，或是睡觉时抱着一个小熊玩偶，都是让身体借由触碰的感觉来得到安全感的一种方式。长大后，人跟人之间有一定的距离，触碰的机会也相对变少，因此，自己触碰自己，给自己力量，就成为一个可以自我学习的功课。

　　在做深呼吸练习法的过程中，将双手放在最容易出现慢性疼痛的部位，然后环绕疼痛的部位，或是双手合并着放，以自己最舒服的感觉为主，配合呼吸的频率，让手轻触在疼痛的部位。心里想象柔和的光或是正向能量正在灌入这个部位。想象力不够丰富的人，可以单纯地轻触身体不舒服的地方，想一些快乐的事情，同样也可以达到轻触的效果。

　　我曾经教过一些个案用轻触法来减缓疼痛，效果都好到令人感到不可思议，有些人甚至能够感受到身体的波动、温度改变等变化。这个方法最重要的目的，是在轻触的过程中，学习让自己能够产生更多的信心，内心产生更平静的感觉。而轻触法对于不同的人会有不同的反应，如果觉得疼痛加剧，或是对于自己的疼痛突然有害怕、恐惧等负面的情绪，就把手放开，单纯地做呼吸法就好。

　　另外，练习呼吸法的过程，还可让自己学习"放空"，什么事情都不去想，有时候你的"直觉"或"灵感"，会带你看到自己隐藏的情绪。

　　"放空"是现代人没有时间做的一件事情，因为我们每天都忙着完成"该做"的事，一长串的备忘录让我们记得跟世界联结，却忘了跟自己联结。

　　所谓跟自己联结，是让自己有机会停下来，练习享受"当下"的感觉。我相信许多人在忙了一整天、开了一天的会、赶了一天的报告之后，最想做的就是什么都不去想、不用讲话、不用思考的那种感觉。记住那样的感觉，把它放在呼吸法的练习过程中。在完全"放空"时，会突然冒出一个想法或是某种情绪，让自己跟着那样的感觉走，放松、呼吸，再放松、再呼吸，即便就这样睡着了也没关系，这就是一种跟自己联结的方式。没有人规定在"放空"之后，一定要有什么样的结果，但是试着感受这种放空的感觉，会让你得到充分的休息，释放你自己也不知道的压力。

Part 4

常见的慢性病症
和改善方法

没有什么比健康更快乐的了，虽然他们在生病之
前并不曾觉得那是最大的快乐。

——柏拉图

慢性疼痛可以分成有名字的和没有名字的。所谓没有名字的，就是前面提过的许多不知名的问题。现阶段可能还看不出结构性的变化，而各种检查报告的结果也都正常，感受到的不适主要来自于"功能性"的原因，通常医生会认为该类型的疼痛问题不大，或者认为跟骨骼关节肌肉系统没有直接的关系，不见得可以具体地做出"诊断"。而有名字的呢，就是患者被给予一个诊断，例如"退化性关节炎""椎间盘突出"等，患者可明确知道自己所感受到的疼痛，是这个病因造成的。

现代医学为了管理作业的流程方便性，都会给予患者一个诊断，也有助于保险的给付或是相关的治疗、处方等。我在多伦多的复健医院实习的时候，主任医师最在乎的就是我们这些实习医师如何做诊断。他教导我们，一个真正的诊断，是必须要加上原因的。例如：过度使用造成斜方肌肌筋膜疼痛症候群，是一个真正的诊断；只说"肌筋膜疼痛症候群"，没有说清楚是哪一组肌肉或是原因为何，不能称为一个真正的诊断。虽然当时为了方便健保给付的流程，我们在资料上只需要填一个诊断代码，但是每一次主任都会一再叮嘱，要求我们在病历上一定要注明"真正的诊断"，才算完整。

有了真正的诊断，我们可以得知患者问题的根源。例如，肩膀周围肌肉长期的疼痛，是来自于紧张的情绪、习惯性耸肩或是由颈部的弧度变直而延伸上去的头痛。当疼痛的来龙去脉很清楚地被界定和描述，治疗的方向就明确了。

　　治疗的方向除了改变日常生活的习惯之外，另一种情况是，疼痛的根源是免疫系统或代谢不全，会影响到骨骼关节神经的运作，所以也会产生慢性疼痛。该类型的疼痛包括类风湿性关节炎、僵直性脊柱炎、痛风等，虽然发炎疼痛的位置在骨骼、关节、脊椎上，真正的原因却是身体运作上的干扰，治疗上就需要多方面的配合，效果才会明显。

　　身体产生结构上的变化，并不是一两天的事，而是因为长期被忽略所造成的结果。退化性关节炎、椎间盘突出、肌筋膜疼痛等问题，都是累积了好长一段时间，最后让身体受不了而发生的。

　　无论是有名字的疼痛还是没有名字的疼痛，都是身体的自愈力在无法完整发挥时，所发出的求救警讯。在初期找出问题的根源加以处理，是最理想的状况；如果身体已经有了慢性疼痛，还是要有耐心、慢慢地让身体恢复健康，改变生活习惯，让疼痛不再找上身！

退化性关节炎和改善方法

退化性关节炎是关节炎当中最常见的形态，形成的原因和生活习惯有非常密切的关系。

我们身体的关节都有软骨在骨与骨之间做间隔，用来承受重量和减少关节的压力，类似像车子避震器的作用。从出生开始这些软骨就在做承受重量的工作，直到青壮年，软骨长成的厚度已经足够让身体正常活动，不会产生任何的不适。可是如果身体的姿势不正确、缺乏运动或是过于肥胖，关节在承受重量的机制上，无法平均分摊，时间久了，关节当中的软骨会变得比较薄，使关节的空间变狭窄；而关节还是继续做一样的工作，就会在骨头关节面的边缘形成骨质增生的现象来协助关节承受重量，也就是俗称的"骨刺"。

骨刺的产生

骨刺多半只会在需要承受重量的关节出现，例如颈椎、腰椎、髋关节、膝关节、足后跟、手指等部位；胸椎因为有肋骨协助受力，骨刺的发生概率就减少很多；肘部、肩膀、足趾等这类关节，在受力模式上也不需要长时间承受重量，一般来说也比较不会产生骨刺。

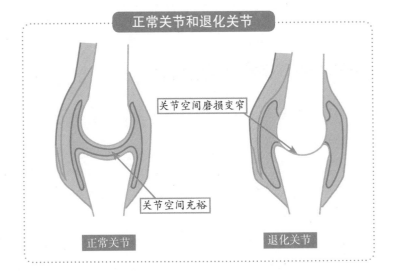

正常关节和退化关节

关节空间磨损变窄

关节空间充裕

正常关节　　　　　退化关节

　　骨骼关节"退化"是需要时间来酝酿的，以颈椎和腰椎的骨刺为例，初期在 X 线片上，只会先看到关节的位置改变，原来应有的弧度变直，渐渐地才会出现空间变窄，形成骨刺的现象。一般来说，愈是需要承受重量的位置，愈容易出现退化现象，所以颈椎的第五到六节、第六到七节，以及腰椎的第四到五节、腰椎第五节到骶椎第一节，是最容易退化的位置，都和过度受力有密切的关联。

　　骨刺形成所需要的时间是很久的，这也是为什么退化性关节炎好发于中老年人。不过近年来，许多年轻的上班族，也开始出现关节退化的迹象，尤其是长期需要低头、抬头的工作，以及长时间久坐、久站的工作，都会因为姿势不良，导致承受重量的机制被破坏，让退化的问题提早出现。

关节的活动度不够，就容易退化

除了姿势不良以外，体重过重、运动量不足，也都是导致关节容易退化的主因。我们的关节承受重量的面积其实很小，当体重过重的时候，更多的重量往下压，自然会造成关节更大的负担。而运动量不足的人，通常肌肉的力量也不够，关节在活动范围上会因此受到限制，原本可以借由肌力协助施力和受力的机制，也因为这样而跟着被改变。当关节的活动度不够，加上受力失衡，很容易衍生出退化的问题。

退化性关节炎最常见的症状，就是僵硬、疼痛，严重的甚至会出现肿胀、发麻等现象。多数人在初期，症状会在早晨起床时特别明显，需要先动一动，身体的僵硬感就会解除。不过，也因为退化初期的不适感，可以借由活动、伸展而舒缓下来，问题容易被忽略而延误就诊。

改善方法：做有效的"活动"

无论是哪一种关节炎，改善发炎最重要的关键之一，就是要"动"。很多人会问，关节已经在痛了，该怎么动呢？不是应该多休息吗？就是因为已经在疼痛当中了，如果再不多活动锻炼肌肉，肌肉会变得更加虚弱无力，造成更多的关节伤害，疼痛感变得更剧烈。如果不小心掉进这个恶性循环，就会很难克服疼痛这个噩梦。

所以在不会产生疼痛的范围里，最好能让身体多活动。对于已经有退化性关节炎的患者来说，不同的严重程度有不同的做法。初期到中期的患者，可多走路，至少一周三到五次，每次三十分钟的运动量。过去的学术研究发现，走路对于退化性关节炎的患者，在疼痛指数上有缓解的效果。而把速度放慢，穿上舒适的鞋子或使用矫正型的鞋垫，则可减缓走路对膝盖所产生的负担。直到走路时不会感到疼痛之后，可以再慢慢加快走路的速度。

训练肌肉的柔软度、关节的活动度

疼痛感更严重的人则可尝试在"水中走路"。这类型的"水疗法"，不是要求你去游泳，而是在水中做肢体活动。水中的阻力，对于活动中的关节，有一层保护的作用，而也因为有阻力，同时可锻炼肌肉的力量，对于训练肌肉的柔软度、关节的活动度，也有相当程度的帮助。

在水中活动时，水温最好偏温热，因为当水温太低时，肌肉会不自主地收缩，就不适合做肢体的训练。在水中走路之前，也可以在水里面先暖身一下，大约花十分钟摆动身体各个关节，例如肩膀、肘、腕、髋关节、膝关节、脚踝，每个关节都活动到之后，再开始水中的走路。

在水中走路时，尽量让自己身体的摆动是大的，每一个步伐都要让关节活动到每个角度的最极限，速度可由慢到快。

做这些锻炼都是希望提升肌肉的力量和关节的活动度，平时在家，可用热敷的方式来减缓疼痛。将热敷袋放置在疼痛、僵硬的部位，一天三次，一次十到十五分钟，或者泡热水澡，虽然无法根治退化的关节，不过对于暂时减缓疼痛，有很好的效果。

在腰椎以下形成的关节退化，例如腰椎关节、髋关节、膝关节、足底等部位，可以借由矫正型的鞋垫来平衡受力的模式。关节退化的主因之一，就是受力失衡，矫正型鞋垫可协助患者在行走、站立时，维持身体受力应有的平衡机制，当重量更平均、更有效率地分布在各个关节时，关节退化的速度就可以控制下来，慢慢地减缓疼痛。

维生素 C 可有效减缓关节退化

在营养的摄取上，可以多补充维生素 C、葡萄糖胺、β-胡萝卜素等维生素和营养素，这些都是减缓关节退化速度很重要的养分。

研究发现，许多患有退化性关节炎的人，维生素 C 相对不足，当刻意让患者补充大量的维生素 C 时，关节退化的速度可以减缓一半以上。维生素 C 有许多重要的功效，除了增强免疫力、抗氧化、美白、让皮肤有弹性等，它还是软骨组成的重要元素，让身体的胶质和蛋白聚糖可以更紧密扎实地建构起来，同时也有抗氧化的效果，可以去除身体的自由基，减少自由基对于身体和关节的破坏。虽然

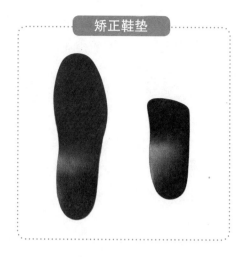

矫正鞋垫

退化性关节炎的疼痛感主要来自被磨损的软骨，但是因为身体所得到的讯息还是"关节受伤了"，一样会启动免疫反应，所以可以增强免疫力的维生素 C，也扮演了重要的角色。

已经有退化性关节炎的人，维生素 C 一天可以补充到一百二十毫克以上，也就是一天所需两倍以上的剂量。食物当中有许多蔬果都含有丰富的维生素 C，例如芒果、柳橙、奇异果、花椰菜等，可以在"蔬果餐"或"蔬果日"里尽量多补充。维生素 C 是水溶性维生素，即便摄取过量，身体也会有效率地排出体外，不会造成身体额外的负担。

葡萄糖胺可增进软骨的再生

葡萄糖胺是大家耳熟能详的营养素，用来营养关节的。

葡萄糖胺是软骨当中很重要的成分之一，尤其是软骨中组成蛋白聚糖的大功臣，葡萄糖胺在四十五岁之前，会自然地从每天所摄取的营养当中，有效率地完成转化，成为身体可以使用的分子，提供到各个关节；而四十五岁之后，如果身体长期姿势不良，关节受力失衡，使得关节软骨磨损的速度超过补充的速度，就会让身体的葡萄糖胺不足，破坏软骨的再生功能，加速关节退化。

市面上有许多不同国家、厂商、型态、包装的葡萄糖胺，种类相当齐全，不过也令人眼花缭乱。其实，葡萄糖胺还分成几种不同的结构，比较常见的两种分别为硫酸盐葡萄糖胺和盐酸盐葡萄糖胺。因为制度的关系，在北美，硫酸盐葡萄糖胺是常见的种类，所以所做的相关研究也比较齐全，已经证实能够减缓软骨耗损的速度和减少关节变形破坏，加上硫酸盐葡萄糖胺同时有减缓炎症反应的作用，因此对于降低关节疼痛也有很显著的疗效。

不过，葡萄糖胺毕竟不是药品，是营养补充品，不会像止痛药一样，吃了就立即见效，至少要服用三个月以上，让身体慢慢吸收代谢，再为关节提供养分，患者才会渐渐地感受到葡萄糖胺对于关节的作用。目前研究的建议，一天的剂量大约为一千五百毫克，最好在三餐后各补充五百毫克，这样在吸收上会是最有效率的方式。

抗氧化剂：β-胡萝卜素

还有一个很重要的营养素是β-胡萝卜素，是一种很有效的抗氧化剂。虽然 β－胡萝卜素对软骨或是骨骼的作用没有直接的对应关系，但研究发现，每天摄取九千 IU 以上的患者，在关节退化的速度上有显著的正面帮助。特别提醒的是，β－胡萝卜素需要和其他的营养素一起摄取，才可以被身体充分吸收利用，如果单一地以补充品的方式服用，反而会造成身体的负担带来伤害，所以最佳的补充方式，是从饮食当中获得。β－胡萝卜素存在于非常多的蔬菜水果当中，只要每天多吃不同颜色的蔬果，就可补足一天需要的剂量。

退化性关节炎在现代社会里几乎成了人人都有的"老化病"，让许多人认为年纪大了关节就一定会退化、长骨刺。其实，骨骼关节肌肉和所有的机器零件一样，都需要好好地使用和维修，平时学会好好地"使用"你的脊椎，注意姿势，在饮食上尽量摄取均衡的营养，就可减少关节软骨的过量磨损，在年纪大了之后，可以免除许多相关的疼痛！

椎间盘突出症和改善方法

　　我不是很喜欢"椎间盘突出症"这个名称，其实，以"诊断"的定义来说，这个名称只说明了身体结构上的破坏，却不代表疼痛的根源是来自于"椎间盘突出"这个现象本身。

　　曾经发生过椎间盘突出症的患者，应该很难忘记那样的锥心刺痛。严格来说，椎间盘突出属于急性的病症，也就是说，发作时，感受到的疼痛程度相当剧烈，会让人站也不是、坐也不是，甚至连躺下都有困难。椎间盘突出如果发生在颈椎，则会影响到手部的活动，手掌、手指酸麻感，触觉不敏锐、无力等。我之所以将它归类到"慢性疼痛"的病症当中，是因为许多人发生过一次疼痛之后，即便疼痛通过一些治疗后有大幅的改善，后续还是会在过了一段时间或是几年之后，又再度发生类似的疼痛，之后则变成习惯性疼痛而衍生成慢性疼痛；另一种情况则是疼痛从来没有好过，只在程度上有些许减轻，椎间盘突出的问题自然就成了慢性病症。

认识椎间盘

　　首先，要了解椎间盘是什么，才能理解它为什么会突出，又为什么会产生这么剧烈的疼痛。我们的脊椎（也称为脊柱）是由一节节的椎骨上下堆叠而成，自上而下由七节颈椎、

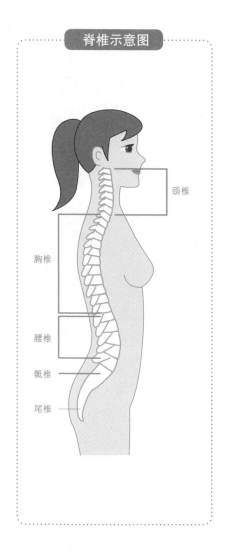

脊椎示意图

颈椎

胸椎

腰椎

骶椎

尾椎

十二节胸椎、五节腰椎、五节骶椎，以及四节尾椎合成的一块尾骨组成。每一块椎骨之间，都有椎间盘联结，作用是减缓身体在负重和活动时对脊椎所造成的冲击力。换言之，椎间盘的功能相当于汽车的避震器，让我们的身体在行走、奔跑、跳跃……时，能够缓冲来自于反作用力的冲击。

椎间盘是由外缘坚韧的纤维外环和内层富有弹性的髓核组成的，纤维外环的结构非常扎实，像洋葱一样一层层将髓核环绕包覆起来，同时在纤维外环里分布了一些神经组织，用来提供身体本体感的讯息。而如果平时姿势上没有特别注意，使得原本纤维外环的结构变得脆弱，做一些特别用力的动作时，例如搬重物、扭腰、弯腰、低头、抬头，甚至只是打喷嚏，都有可能因为瞬间的冲击力过大，将内层的髓核挤压变形，而产生"椎间盘突出症"。

当椎间盘扭曲导致髓核变形突出的时候，有可能刺激到椎间盘的纤维外环，也可能涉及脊椎关节周遭的组织。我们的身体除了有椎间盘做避震器，还有韧带、肌肉、肌腱附着在骨与骨之间，来维持关节的稳定度。脊椎最中心所保护的就是中枢神经，而每一块脊椎骨之间会形成椎间孔，也就是脊髓神经的出口，让神经的传递可以通过中枢神经和脊髓神经到达身体各处，也让讯息经由一样的途径完整地由身体各处传递回大脑。

当椎间盘突出时，有可能刺激到纤维外环上的神经组织，或是椎间孔中的脊髓神经，也有可能压迫关节周围的韧带、肌腱等产生疼痛，这也是为什么有些人的症状会延伸到四肢，甚至产生无力、酸麻的感觉，而有些人只有局部的疼痛，这就和影响的范围及组织有关。

关节周遭的组织让症状的呈现十分多元，过去，我曾经看过许多个案，在结构的变化和症状的呈现上是不成正比的。也就是说，有些人的椎间盘突出非常明显，却没有什么感觉；而有些人只有轻微的椎间盘突出，却痛的非常严重。

椎间盘突出一定要开刀吗？

有一位牙医师，工作时需要长时间低头，肩膀僵硬不舒服，而去做了相关的 X 线片和核磁共振的检查；他原本以为只是肌肉紧绷，检查后才发现椎间盘突出的程度已经很严重了，他不知道是否该手术处理，而来询问我；我以他的症状呈现来看，疼痛的程度不是太剧烈，应该是和周遭的肌肉有关，只是刚好同时在影像上发现了椎间盘突出，所以就被判断疼痛和这个结构变化有关。在这

椎间盘突出

椎间盘突出时，压迫到周围的组织和神经

样的情况下，即便动了手术，疼痛可能还是无法缓解，还多了一道手术的伤口。因此，我建议他只需要开始改变姿势，减少长时间低头的习惯，平常尽量找时间做运动、做伸展，晚上睡前做一些热敷，就可以缓解不适。

另一位四十出头的男性，每天都会有难以忍受的剧烈颈痛，伴随头痛和肩膀僵硬的感觉，做了许多相关检查后，只发现颈椎的弧度过直，有轻度椎间盘缺水，也就是代表髓核已经开始变得相对脆弱，有非常轻微的椎间盘突出。起初，他同样也是希望借由手术来减缓疼痛，但许多医师都不认为他的剧烈疼痛和椎间盘突出有关，却也看不到其他结构的变化，所以也找不出疼痛的真正原因。

椎间盘突出症 = 年轻版的骨刺

虽然很多时候无法确认椎间盘突出这个现象是否就是造成疼痛的主因，但可以确定的是，在短期目标上，都是希望能先将疼痛减缓，且避免再度复发。我常常形容"椎间盘突出症"像是年轻版的骨刺，因为呈现的症状有部分是类似的，而也有许多人将这两者当作同一种问题处理。所谓年轻版的骨刺，是因为椎间盘突出症好发的年纪是二十至四十岁的青壮年，通常是在某个特定动作之后，产生剧烈疼痛，和骨刺一样，在影像上都有突出物刺激到其他组织。而在年纪更长之后，如果姿势、习惯还是没有纠正，就会让关节产生过度的压迫而形成退化，产生类似的疼痛。这也是为什么虽然这是两种不同结构的变化，却经常混为一谈。

要确认椎间盘突出症的严重程度，必须通过 X 线片以及核磁共振的影像，才能够做判断。当已经出现结构的变化后，无法在短期内让突出的椎间盘缩回去，不过在关节的状态比较稳定之后，纤维外环会自行修复，也间接地让髓核突出的范围缩小一点。最重要的是，当发现自己有椎间盘突出的问题，应该先尝试保守性的治疗，例如复健、运动、伸展、热敷等，假设疼痛一直持续产生甚至影响到生活作息，再考虑手术的可能性，会是比较适合的做法。

改善方法：减少长时间抬头或是低头的习惯

要有效地改善椎间盘突出症的疼痛，最根本的解决办法，是改变过去的生活习惯，包括姿势的纠正、关节的调整以及适当的运动。从生活中着手，可以让椎间盘从承受重量的机制恢复到原本比较有效率的方式，也可以让关节的活动度增加、强化肌肉的力量，进而提升椎间盘承受重量的能力。

椎间盘承受重量的效率，是影响椎间盘是否会突出以及突出的严重程度最关键的因素。最常出现椎间盘突出的部位，是在颈椎和腰椎这两大区块，原因和承受重量的机制有密切的关联。如果更精确细分，颈椎的第五、六、七节和腰椎第四、五节到骶椎第一节，是最常出现椎间盘突出的关节。胸椎相对比较少发生椎间盘突出的现象，这也和胸椎两侧有肋骨协助承受重量有关，当重量可以被平均分摊的时候，椎间盘就不会产生过多的磨损，自然不会造成破裂或是挤压变形的情况。

　　当确认有椎间盘突出的问题时，更要留意生活中的细节，尽量减少长时间抬头或是低头的习惯，如果因为工作的关系，例如工程师、作家、画家、建筑师等，需要长时间让颈部停留在同一个角度，最好能够提醒自己至少每半个小时要让颈部动一动，做速度缓慢但是可以到达每一个角度的极致伸展运动，可以减少肌肉过于紧绷僵硬的情况。而如果已经有腰椎间盘突出症状的患者，在急性期，也就是疼痛的当下，可以先用冰敷的方式减轻炎症反应，四十八小时以后，则改用热敷让肌肉可以获得舒缓。

　　腰椎有椎间盘突出的患者，平时在活动时，例如，上下班通勤、运动或是周末出游，可以使用护腰的辅具，来协助肌肉支撑重量。使用辅具的主要目的是为了保护脆弱的脊椎，不要因为身体过度扭转、弯腰、跑步、跳跃等活动，造成再次伤害。不过要记得，在静止的状态，例如坐办公室、开会、看电视、睡觉时，就要将护腰取下，长期使用这类型的辅具，会让肌肉失去应有的力量，让腰椎变得更脆弱。

　　在做伸展的时候，也不要使用任何的辅具，让肌肉慢慢得到足够的训练。尽量避免弯腰的动作，除了在做伸展动作时要特别留意之外，平时在提重物、搬东西、捡东西时，尽量用大腿的力量，在压低身体的时候将臀部上提，减少腰椎往前弯的弧度，才不会让椎间盘承受过多瞬间的压力而受伤。

　　而在打喷嚏、咳嗽的时候，要提醒自己让膝盖微弯，减少腹腔在瞬间压力升高时，对于椎间盘所造成的冲击力。很多人的椎间盘比较脆弱，但因为没有显著的症状而不自知，当打喷嚏、咳嗽或是突然间弯腰，椎间盘瞬间负重增加时，就会因此而破裂突出，要特别留意。

　　过重的体重，对于椎间盘也是一大负担。我们的肌肉、韧带、肌腱等软组织，附着在骨骼上可以协助负重和稳定，让关节减少伤害。当重量过重，肌肉却没有足够的力量来支撑时，会让椎间盘容易产生挤压。对于椎间盘突出的患者，急性期在不会产生疼痛的范围里可做适度的伸展，而当疼痛已经减缓下来之后，就需要培养运动习惯，增强肌力，让肌肉能够有力量来帮助身体承受重量，尤其是核心肌群中的腹肌和腰肌，对于脊椎的健康都有很重要的影响。

　　一旦知道自己有椎间盘突出的问题，就更要留意生活中的细节，减少椎间盘过度负重的机会。虽然结构性的改变无法在短期内看到效果，但是减缓疼痛、避免复发及恶化，都是椎间盘突出症患者很重要的课题。当椎间盘突出的疼痛反复发作，使得椎间盘突出的范围扩大到需要手术的地步，记得在手术后，一定要做术后的复健以及运动，才能让关节得到足够的修复，从根源改善疼痛的问题。

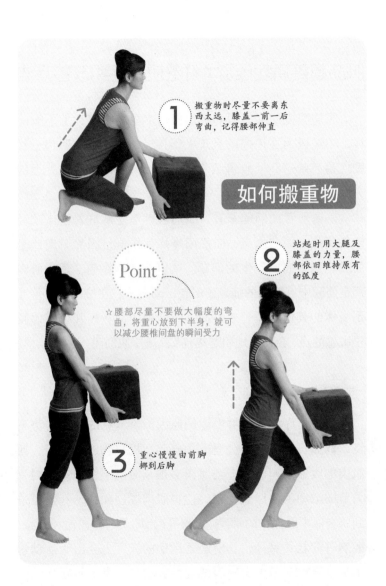

1 搬重物时尽量不要离东西太远，膝盖一前一后弯曲，记得腰部伸直

如何搬重物

2 站起时用大腿及膝盖的力量，腰部依旧维持原有的弧度

Point

☆腰部尽量不要做大幅度的弯曲，将重心放到下半身，就可以减少腰椎间盘的瞬间受力

3 重心慢慢由前脚挪到后脚

肌筋膜疼痛症候群／纤维肌痛症和改善方法

肌筋膜疼痛症候群和纤维肌痛症虽然在名称上不太一样，不过因为在疼痛的呈现上很接近，而且都是肌肉、肌腱或是筋膜这些"软组织"所引起的问题，所以在处理的方向上也有许多共通处。

以这两者的问题来看，肌筋膜疼痛症候群属于比较轻微的病症。顾名思义，肌筋膜疼痛症候群是因为肌肉或是筋膜感到疼痛所产生的问题。这里所指的疼痛，是当肌肉或是筋膜中有特别的痛点（trigger point），在按压时会传导到身体的其他部位；或是同一组肌肉里，有好几个很僵硬很敏感的点，会明显地引起疼痛，就属于肌筋膜疼痛症候群。

肌筋膜疼痛症候群

肌筋膜疼痛症候群发生的原因，最常见的就是姿势不良，例如长时间坐办公室、用电脑、提重物、驼背等，使肌肉的收缩平衡改变，当肌肉必须长时间不停地用力时，关节的活动度会跟着受限，使得肌肉僵硬无力，甚至压迫到肌肉原本所保护的神经、血管等组织，引起手足循环变差、酸麻等症状。另外，长期缺乏运动的人，也会因为活动量不足，肌肉渐渐失去应有的弹性和力量，很容易在特定的肌肉群出现肌筋膜疼痛症候群的问题。

　　肌肉是由一束一束的肌纤维，由筋膜包覆所组成的。在正常的状态下，肌肉需要一定的活动，让血液可以顺畅地循环，将足够的养分和氧气带入到肌肉当中，也可以将代谢后的乳酸、废物等带离肌肉。可是，当肌肉长期在失衡的收缩当中，血液的运输受到阻碍，肌肉就会出现缺氧的现象，使身体的养分传输不到需要的地方，代谢后的废物也传递不出来，肌肉因此变得更为僵硬，疼痛感也变得更加明显。

　　肌筋膜疼痛症候群最常见的疼痛部位，包括肩膀、颈部、腰部、臀部等处，不过原则上所有的肌肉都有可能因为使用过度，而产生肌筋膜疼痛症候群的问题。例如，当肌肉的紧绷出现在颈部前方的前斜角肌或是臀部的梨状肌时，就有可能压迫到肌肉原本所保护的神经和血管，造成手臂或是腿部的酸麻、肿胀、冰冷等症状，所以也经常会被误判为"退化性关节炎"、"坐骨神经痛"或"椎间盘突出"。

　　因为肌肉的紧绷无法在 X 线等影像上判断出来，所以肌筋膜疼痛症候群和纤维肌痛症的问题经常被忽略，让许多人误以为自己的疼痛是"心理作用"或是让家人朋友觉得你"无病呻吟"，明明医生都说没有什么大问题，怎么可能还痛成这样，也因此延误了复原的时间。和肌筋膜疼痛症候群比较起来，虽然纤维肌痛症也和肌肉疼痛有关，不过它所产生的症状则严重多了！

纤维肌痛症

纤维肌痛症的范围包括广泛的肌肉疼痛、头痛、睡眠障碍、慢性疲劳、忧郁、大肠激躁症等，在肌肉的疼痛上，不同于肌筋膜疼痛症候群的痛点，会传导到身体其他地方的扳机点（trigger point）；纤维肌痛症的痛点（tender point）是身体在按压时，包括头部、颈部、肩膀、背部、臀部、膝盖等十八个部位中有十一个以上会产生疼痛的点。简单地说，纤维肌痛症所涵盖的疼痛范围非常大，几乎是从头痛到脚，也因此纤维肌痛症相对而言属于比较严重的问题。

根据美国健康研究院的统计，在美国大约有五百万名纤维肌痛症患者正处于长期的疼痛当中，而八到九成为女性。目前医学上还没找到纤维肌痛症产生的真正原因，研究发现有三分之一的患者，在发病前曾有重大创伤或是巨大的精神压力，而高达百分之五十的患者，曾有忧郁症的病史，所以在治疗上，情绪的处理是很重要的一个环节。

此外，纤维肌痛症的患者，在晚上无法进入深度睡眠，即使睡了十小时以上，白天依旧疲累，无法专心工作而心情烦躁。针对纤维肌痛症的患者所做的研究发现，他们身体里的"物质 P"浓度都异常的高，所以许多学者认为，让中枢神经系统平衡有效地运作，对于纤维肌痛症患者有很关键的帮助。

纤维肌痛症的十八个痛点

☆超过十一个痛点则代表患有纤维肌痛症

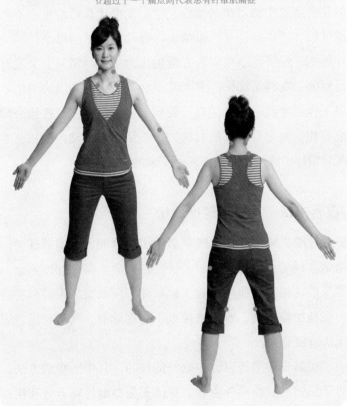

我在多伦多坐诊时，曾经处理过许多纤维肌痛症的患者，他们已经全身疼痛很久，睡眠、情绪、生活都大受影响，所以我都会先安慰他们，纤维肌痛症虽然会产生严重的疼痛，不过至少身体没有重大破坏或退化等改变，也不是"病变"，只要改变生活习惯和努力配合治疗，即便无法"根治"，但是会随着生活习惯的改变，学习渐渐让自己的重心不再继续放在"疼痛"这件事情上。有几位中年的母亲长年处在婚姻、经济、小孩等各方面的压力之中，精神上又没有足够的"支持系统"，家人甚至会认为她们是因为懒惰不想工作，才找一大堆借口"装病"。当她们终于找到医师愿意相信她们是"真的有病"，心情都很激动，也较愿意配合治疗，慢慢地克服疼痛所带来的困扰。

改善方法：让肌肉深度放松

纤维肌痛症会让肌肉莫名地出现紧绷、疼痛等现象，情绪、运动、姿势、睡眠、饮食各方面都需要加以留意。紧张的情绪会让肌肉不自主地收缩。例如很多人的肩膀会习惯性抬得很高，看起来像是不停在耸肩，其实和潜意识无法放松有关。

在第三章里提到许多放松的技巧，其中呼吸的方法，对于肌肉的放松格外重要。身体要完整地传输养分和代谢废物，就要从身体能得到足够的氧气开始，所以学会正确的呼吸法，就是让自己学会放松的第一步。

当生活太紧张、太疲累，不妨找时间犒赏自己，做一次按摩，让自己放松一下。很多人问我："按摩好吗？"我认为只要能对身体有帮助又没有不良反应的，都是好方法。目前市面上按摩的技巧非常多元，可选择轻柔、比较表浅的肌肉按摩，以放松为目的。深层的肌肉即便用力地揉压，也无法达到放松的效果，有时候反而会对肌肉造成伤害；不当的按摩产生的疼痛感会使身体不自主地收缩，肌肉反而会越按越紧绷，就失去了为了放松而按摩的本意了。

情绪方面的问题如果太严重或是时间拖了太久，我建议寻求专家的帮助，例如心理咨询或是相关的情绪调整技巧。

要让肌肉得到深度放松，瑜伽是很好的运动，尤其是加上一些静坐和呼吸技巧的瑜伽课程，对肌筋膜疼痛症候群和纤维肌痛症的患者有相当大的帮助。就运动模式来说，肌筋膜疼痛症候群的患者适合伸展和紧实、加上一点点心肺加强的运动；纤维肌痛症则需要缓和的运动，例如游泳、散步、骑脚踏车等，一天三十分钟左右的运动量，当身体开始活动后，肌肉可以得到养分，平衡身体内部神经传导物质的分泌，疼痛自然可以慢慢地缓解。

肌筋膜疼痛症候群的患者对于姿势要特别注意，肌肉的收缩失衡和姿势有密切的关系，经常容易肩颈疼痛、头痛、上背痛的人，记得要注意下巴的位置，尤其在使用电脑、开会或开车十分专注的时候，要随时提醒自己"收下巴"，避免让头颈太往前倾。需要长时间低头的人，例如在阅读、写字、绘图或是做一些精细工作时，则要提醒自己每半小时就起来动一动，同一个姿势不要维持太久，才不会让肌肉太过僵硬。

肌肉收缩失衡，容易落枕

睡眠上，肌筋膜疼痛症候群的患者通常可以一夜好眠，可是早晨起床后，颈部、腰部、肩膀等部位会感到僵硬紧绷，甚至习惯性落枕。而纤维肌痛症的患者，则多半有非常严重的睡眠障碍，几乎无法入睡，即便睡着了，也很难进入深层睡眠。

无论是哪一种情况，我都会建议睡前用热毛巾或热敷袋放在肩颈、头部、上背部，放松这些部位。早晨起床时会感到僵硬、紧绷或疲倦，也和入睡前的姿势有关，应采取仰卧或是侧睡的姿势，避免趴睡、蜷缩或把自己的头埋在棉被里的姿势，因为这些姿势都会造成颈部大幅度扭曲，一整晚下来，自然会连带影响到睡眠的品质，也会让肌肉收缩失衡，容易落枕。

想要睡的舒服香甜，对于肌肉容易产生紧绷的人来说，寝具的选择上就要特别留意。每个人对于床垫的软硬和材质，都有不一样的喜好，也跟过去的习惯和经验有关，在医学上，目前没有一个选择床垫的标准，主要以个人感到舒服为主。就我的观察，年纪比较长的长辈习惯睡稍微硬一点的床，像是榻榻米加一个薄垫，许多长辈觉得很舒服；而身材比较瘦、体重比较轻的人，通常喜欢睡软一点的床，才不会觉得硬硬的床顶到骨盆、肩膀等需要支撑的部位。

　　如果发现自己的睡眠习惯开始出现一些变化，或者觉得床垫怎么睡都不舒服，可以在床上准备一些抱枕，放在身体和床垫之间出现空隙的地方，例如腰部、膝盖下方，填补这些空隙，避免身体悬空，也可抱着一个抱枕让肩膀不要缩在一起，尽量避免睡眠时有过多的扭转姿势。

多补充钙质和镁

　　肌筋膜疼痛症候群和纤维肌痛症的患者，在饮食上可以多补充钙和镁含量高的食物，例如豆类、核果、杏仁、深绿色蔬菜、苹果、鱼类等。钙和镁对肌肉骨骼和神经传导有很重要的作用，缺乏钙质除了容易骨质疏松以外，对于肌肉的收缩和放松也有很大的影响，对于无法熟睡的人来说，钙质也有安定情绪、减少压力和放松的效果。我们每天所需要的钙，大约是一千毫克，有睡眠障碍的人一天可补充一千五百毫克；超过这样的剂量，则要先询问医师。现代人因为饮食失衡的关系，身体缺乏镁的情况十分普遍，镁的作用在于提升神经系统的运作、稳定情绪、帮助肌肉协调放松；当镁不足的时候，容易出现心情低落、沮丧、忧郁、疼痛、僵硬等问题。而对于肌筋膜疼痛症候群和纤维肌痛症的患者来说，肌肉的放松和情绪的稳定是非常重要的，补足身体所需要的营养素，让身体的运作完整，比较容易克服疼痛所带来的困扰。

肌筋膜疼痛症候群和纤维肌痛症在身体的结构上虽然没有"病变"，但是长期肌肉疼痛的人，在生活上、情绪上会受到很大影响，严重的甚至会影响到人际关系和社交能力。因为疼痛通常是累积了好长一段时间才显现出来，所以这两种肌肉的问题相对地也需要花较长的时间来改善，患者本身一定要对自己有信心，从生活的大小细节着手，就一定可以克服疼痛，迈向无痛的人生。

类风湿性关节炎和改善方法

许多人听到"关节炎"，都会认为是老人家的专利。其实，关节炎可以分为很多种，除了最常见的"退化性关节炎"之外，类风湿性关节炎也是常见的一种关节炎，而身体开始出现炎症反应的年纪，最早可以从二十几岁开始。

目前在医学上还没有确认引起"类风湿性关节炎"真正的原因，不过最有关联的是遗传基因，女性发生的概率是男性的2.5倍。类风湿性关节炎是属于自体免疫疾病的一种，意思是说，身体的免疫系统会莫名地攻击自己的组织，所以类风湿性关节炎疼痛的部位比较广泛而对称，包括两

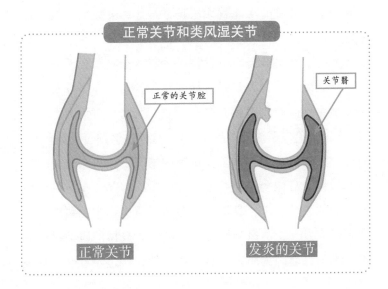

边的手指、手腕、脚趾、膝盖等处，严重时则会影响到身体各处的关节，甚至引发心脏病、肾脏病、腺体运作失衡、神经病变、血管炎等。

我们的关节在软骨的边缘有一层滑膜，用来保护关节腔，同时分泌关节中的润滑液。类风湿性关节炎的患者，身体的免疫反应会让滑膜受到白细胞的大量攻击，造成关节红、肿、热、痛的现象，同时白细胞的过度侵犯，软骨和骨骼本身都会受损，产生许多的自由基。

当白细胞严重破坏关节滑膜时，关节周围的微血管会和其他的纤维组织形成关节翳，取代原来滑膜所在的位置，使得关节周围变厚，关节活动度变差。而因为关节被厚厚的关节翳所包覆，身体所提供的养分无法有效地进入关节腔，关节长期无法获得充足的维生素、葡萄糖、氨基酸等营养成分，修复的功能就无法正常运作，炎症反应就会越来越严重。

类风湿性关节炎的患者除了关节本身的发炎现象会产生疼痛之外，因为关节的活动度受限，加上疼痛以及代谢的失衡，身体的肌肉量会严重缺乏，肌肉相对无力。一般来说，因为免疫系统的紊乱，身体的代谢也会跟着受到影响，而比常人快百分之二十。在正常的情况下，代谢速度比较快的时候，身体会用脂肪来提供热量，但是，在类风湿性关节炎的患者身上，身体反而会消耗肌肉当中的蛋白质。许多研究发现，类风湿性关节炎的患者身体的肌肉量远低于正常值，而因为肌肉量和脂肪量的比例过于悬殊，甚至容易引发心血管方面的疾病。

类风湿性关节炎最常见的症状，包括超过一小时的晨起僵硬、多处对称性的关节疼痛肿胀、疲倦、没有精神、食欲不振、轻微发热等。由于发炎的症状时好时坏，发病的时候可能会痛得很严重，之后感觉不会很显著，所以在诊断上，需要通过血液和 X 线片的相关检查，才能够理清病因。

改善方法：强化身体免疫力

关节发炎的根本原因不在于关节本身，而是免疫系统出了问题，因此，治疗的方向应该从减轻炎症反应、降低疼痛、增强关节机能、避免组织破坏和恢复生活品质来着手。

长期关节发炎会影响患者的睡眠、情绪，进而使身体的神经传导物质失去平衡，疼痛感就会加剧；就像是恶性循环，疼痛影响睡眠、睡眠又影响情绪导致疼痛。而当免疫系统和代谢功能都异常时，体内的养分就会快速被消耗掉，所以此类型的患者要多补充足够的营养素，例如：维生素 B、C、D 以及必需脂肪酸。研究发现，类风湿性关节炎的患者因为身体的炎症反应，身体里的维生素 B_6 和叶酸比一般人消耗的速度快很多，所以更需要额外补充以避免营养失衡。维生素 B_6 可以从马铃薯、香蕉、深绿色蔬菜、芦笋、牛肉、豆类、鱼类等食物中获得；而全麦制品、谷类、糙米、坚果、鸡肉、柳橙、胡萝卜等食物都含有丰富的叶酸。完整均衡饮食，对类风湿性关节炎患者非常重要，如果外出吃饭的机会很多，或是发现自己在饮食上无法均衡地摄取各种营养，则可用补充品的方式，让身体补充足够的营养。

前面提过，维生素 C 对于关节中的软骨，有许多正面的帮助，尤其对于类风湿性关节炎的患者来说更是重要，一天所需的剂量比退化性关节炎的患者还要高，需要到二百毫克才足够。维生素 C 是有效的抗氧化剂，也是降低炎症反应很重要的元素之一，平时除了大量的蔬菜水果之外，对于类风湿性关节炎的患者，额外的补充品是有必要的。

维生素 D 可减缓软骨的磨损

另外，维生素 D 对于发炎关节也很重要。关节在发炎的过程中，软骨被磨损的同时，连接软骨的受力面积周围也会有微型骨裂伤的现象，对于退化性关节炎的患者，就会因此渐渐形成骨刺。维生素 D 很重要的功能是，修补骨刺前所产生的微型裂伤，稳定骨骼的形状和力量，所以研究也发现，缺乏维生素 D 的人，较容易形成骨刺。

而对于风湿性关节炎患者来说，维生素 D 除了对骨骼有直接的帮助之外，还可以减缓软骨磨损的速度。软骨里有软骨细胞，用来制造和维持软骨当中的主要成分——胶质和蛋白聚糖。在这个过程里，软骨细胞需要维生素 D 来辅助，所以研究也发现，身体中维生素 D 含量低的人，软骨会比较容易流失，进而衍生退化、关节发炎的问题。

许多人认为维生素 D 可以从阳光中自行生产，不需要特别额外的摄取。但因为亚洲社会的审美观认为女生越白越美，使得许多女性在防晒美白上下了很多工夫，也让女性接触阳光的机会不够；男性则从日出工作到日落，除非假日愿意外出走走，否则每天晒到阳光的机会也是微乎其微。尤其素食者、值夜班的人或是很重视皮肤白皙的女性，最好都从饮食中补充维生素 D，一天大约是四百 IU 的量；倘若平时鱼类、乳酪、奶制品吃得不多，更要借由补充品来摄取足够的分量。

必需脂肪酸是抗炎圣品

另外一个抗炎圣品，就是近年来很流行的必需脂肪酸。虽然大多数人都不希望自己身上有多余的脂肪，不过好的脂肪对于身体是十分重要的。我们身体里每一个细胞的外膜，都是由脂肪酸组成，如果食物当中所摄取的是好的脂肪，提供给细胞使用的就是好的脂肪酸；如果摄取不好的脂肪，就会影响到细胞组成的品质，并且诱发身体的炎症反应。

身体需要通过许多精准的运转，将吃进去的食物分解代谢吸收完成，再提供到身体各处作最适当的用途。必需脂肪酸之所以被称为抗炎圣品，因为它是构成减少炎症反应的前驱物质，意思是说，身体可以借由补充必需脂肪酸，降低身体会驱动发炎的机制，并且让细胞膜由好的脂肪酸组成。

身体在脂肪的使用上，可以相互被取代，所以当我们使用较多好的脂肪，相对就可以减少身体使用坏的脂肪的机会。好的脂肪包括鱼油、亚麻仁油、坚果中的油脂等，都是可以抗炎的脂肪；而会带来破坏的脂肪，则是我们一般经常食用，存在于食用油、油炸类食品、洋芋片、奶油等，会诱发炎症反应的脂肪。其实这些"不健康"的油脂，不是完全不能碰，而是比例上要取得平衡，必需脂肪酸和坏的脂肪应为 2 : 1，美国的一份研究发现现代人的饮食习惯，诱发炎症的脂肪和必需脂肪酸的比例竟然为 11 : 1，也难怪专家学者们要用较严苛的方式，呼吁民众少碰坏脂肪，才能让食物中的脂肪比例慢慢趋于正常。

对于类风湿性关节炎的患者来说，可以抗炎的脂肪酸又更显重要，因为身体的免疫反应异常，抗炎需求更高了！目前在医学上，脂肪酸的摄取并没有很明确的建议剂量，平常可以从鱼类、酪梨、橄榄、亚麻仁籽等食物中摄取必需脂肪酸；但脂肪酸如果可以从补充品中获得，抗炎的效果会更明显；初期一天总量三千毫克，但要分开服用，也就是每餐后一千毫克的剂量。如果发炎情况很严重，或是有其他特殊目的，一天的剂量超过三千毫克，就要询问医师，以免造成身体额外的负担。

特别要提醒的是，平日的饮食中，鱼类最好以小型鱼为主，因为现在许多大型鱼类受到水污染的波及，鱼肉的重金属含量过高，所以选购时应选择小型鱼或是有认证的供应商。

类风湿性关节炎疼痛的原因是身体的炎症反应，当疼痛减缓的时候，还是要多运动，让身体多动，维持关节的活动度，就可以减少僵硬发生的机会。虽然在疼痛发病的过程中很难受，不过如果能从平时的饮食中减少发炎现象，就可减少用药的机会，让自己的生活品质更轻松、更美好。

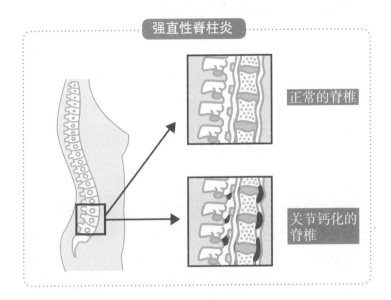

强直性脊柱炎

正常的脊椎

关节钙化的脊椎

强直性脊柱炎和改善方法

许多人长期背部、腰部僵硬，就怀疑自己是不是患了"强直性脊柱炎"，其实，强直性脊柱炎是一种免疫系统失衡的疾病，和遗传基因相关，男性发生的概率是女性的三倍，即便发病在女性身上，症状也会比男性轻许多。

强直性脊柱炎可以根治吗？

强直性脊柱炎是一种血清阴性的关节疾病，指血液中的类风湿因子的反应呈阴性，但是依旧会造成脊椎关节发炎的现象。同一类型的关节炎当中，强直性脊柱炎是较为普遍的一种，严重程度因人而异，与病理原因和免疫系统的失衡有关，目前医学上的治疗方式并无法完全根治。强直性脊柱炎不会影响寿命的长短，但经常性的疼痛容易影响生活品质。

强直性脊柱炎好发于二十至四十岁的男性，初期的症状是清晨起床时，腰部、背部和臀部有僵硬疼痛的感觉，但活动之后僵硬的感觉可以缓解。大约三分之一的患者在末梢的关节，例如手指、肘部、脚踝、膝盖等部位会出现僵硬的症状，其他包括肩关节、髋关节都有可能同时发炎，进而产生更广泛的疼痛，比较严重的疼痛会扩及肋骨、颈椎或是眼睛。

　　有些患者会因为肋骨和脊椎联结的关节受到发炎的影响，活动度大幅减少，造成呼吸困难、胸闷等不适，而颈椎关节发炎，会连带影响到晚上睡觉时无法完全放松，早晨起床时的僵硬感则更明显。此外，因为免疫系统同时可能攻击眼球的葡萄膜，使得眼球出现红肿发炎的情况。

　　强直性脊柱炎在初期发病的时候，不容易被确切地诊断出来，因初期僵硬的感觉可以通过活动获得改善，脊椎钙化的情况十分轻微且不容易在 X 线片上察觉，所以为了理清诊断，多半会做血液的检查，筛检类风湿因子和 HLA-B27 是否为阳性反应。前面提过，强直性脊柱炎的类风湿因子会呈阴性，而如果 HLA-B27 的检查为阳性，就有可能是强直性脊柱炎所造成的疼痛。

　　HLA-B27 遗传基因是一种人类白细胞表面抗原，90% ~ 95% 的强直性脊柱炎患者都会呈现阳性反应，不过，不是所有阳性反应都代表已经罹患了强直性脊柱炎，还是要对照其他症状以及 X 线片的比对，才能够确认诊断。

　　强直性脊柱炎的疼痛通常不是持续性的，会一阵子特别严重、一阵子又比较缓和。和其他的关节炎不同的地方是，卧床休息对于疼痛的减缓完全没有帮助，甚至会让疼痛更明显，而运动后则可以让疼痛感减少许多。强直性脊柱炎的后期，韧带和肌腱会严重发炎而产生钙化，使得关节活动度大幅受限，所以平时姿势的维持，是强直性脊柱炎患者需要特别注意的。

　　近年来的研究发现，强直性脊柱炎和肠道炎症也有很密切的关系，当肠道健康时，疼痛发作的频率会减少；而经常腹泻、腹胀、腹痛的患者，疼痛也比较严重。要全面地改善强直性脊柱炎所带来的疼痛，需要从多方面同时着手，包括运动、姿势和饮食，才能减少病痛对于生活品质的影响。

改善方法：良好的运动习惯，增加关节的循环和活动度

运动对强直性脊柱炎的患者来说是所有治疗中最重要的环节。因为免疫系统破坏身体的结缔组织，使得关节中的韧带和肌腱逐渐硬化，所以培养良好的运动习惯，增加关节的循环和活动度，是减缓强直性脊柱炎恶化的最佳方式。

运动的选择必须多元化，尤其增加脊椎柔软度的伸展最为重要。有研究显示，当患者配合医师做三个月的有氧运动、伸展和心肺强化运动之后，脊椎的活动度和胸口的扩张度有显著进步。而因为强直性脊柱炎最常在骨盆的骶髂关节发生，要避免下半身的重力失衡，就需要多增加髋关节的训练。

爬楼梯可有效训练髋关节

髋关节的训练需要多做伸展以及肌力的锻炼，例如爬楼梯就是一个很容易训练到髋关节的运动。而其他像是扩

胸伸展、抬腿伸展，对于关节活动度的提升都很有帮助。越来越多的学者针对运动疗法对于强直性脊柱炎的作用进行相关研究发现，虽然无法逆转发炎现象的产生，但对于疼痛的缓解以及关节的保养，已经证实有显著的效果，甚至可以因此减少药物的使用。

除了持续运动之外，姿势也需要特别留意。因为关节粘连的关系，会使许多强直性脊柱炎的患者在四十岁之后严重驼背，挺直不起来。前面提过，骶髂关节是初期强直性脊柱炎容易发炎的部位，当骶髂关节受到影响时，身体的重心容易出现骨盆后倾的现象，让髋关节往后伸的角度变小，股四头肌相对无力，而膝盖需要微弯才能维持平衡，久而久之体态也会变得失衡，站立的姿势变得吃力。

在体态还没有产生严重变化之前，平时要尽量让自己的臀部微提，有点像是翘屁股的动作，会用到一些腰部和臀部的肌肉力量；而平常即便是坐着的时候，也要让自己的腹部能够稍微用力内缩，就可以训练到核心肌群，自然可以降低姿势不良所带来的影响。

日常的保健

因为长期处在发炎的现象中，患者会特别容易感到疲倦，改善之道就是一定要让自己的生活规律，当关节有胀痛、闷痛或是发热的情况，可先在关节上冰敷几分钟。反复出现的疲倦、僵硬、疼痛感常会影响患者的心情，所以每天都让自己安静、放空一小段时间，以舒缓生理和心理的不适感。

　　另外，震动对于发炎的关节和骨骼会带来一些负面的影响。研究发现，长期坐车或是开车时过多的震动，会让强直性脊柱炎的患者疼痛加剧，在 X 线片上甚至可看到骨骼的破坏。尤其是短时间的强烈震动，例如行驶在不平整的道路上，会让脊椎中的椎间盘、关节和韧带等组织受伤，周围的肌肉也会失去弹性。如果在工作上无法避免长时间坐车，可在座位底下垫一个软垫，减少过多的震动，减缓因震动所产生的疼痛。

　　饮食上，容易引起发炎的食物，例如油炸类、肉类、含糖分饮料、糖果、饼干等，都应该避免。近年来已经发现肠道的健康和强直性脊柱炎之间有一定的关联，多吃新鲜的蔬菜水果，可以减少身体发炎的机会，而如果容易出现肠道不适的情况，例如经常性便秘、腹泻、腹痛、腹胀，可以适度补充益生菌或是酵素，协助肠道在消化和吸收时运作得更顺畅。

　　许多人问过我，脊骨神经医学上的调整，对于强直性脊柱炎是否有帮助？以我目前所观察到的个案，关节的调整可以提升关节的活动度，同时可以减少晨起僵硬的程度，或是让患者延长睡眠时间，不会因感到疼痛而醒来。就现阶段医学上的研究还没有很明确地发现关节调整和强直性脊柱炎的相关性，不过在几个小型研究中，倒是很明确地看到了显著的正向改变。只是，强直性脊柱炎的问题无法根治，也属于慢性疼痛的一种，在恢复的时间上需要更多的耐心，脊骨神经的调整，至少需要十二到十八周以上，才可以渐渐感受到进步。

目前在医学上，已经证实有许多有效的方法，可以成功地控制强直性脊柱炎所产生的疼痛。运动对于强直性脊柱炎的患者非常重要，维持良好的运动习惯，可以减少关节发炎的情况，而维持正确的姿势，则可以避免未来驼背的体态。当然，保持心情愉快对于发炎的关节也有改善的效果，如果经常处在忧郁、不安、紧张、焦虑的心情下，身体会不自觉地紧绷，免疫系统容易失衡，疼痛就更严重了！虽然强直性脊柱炎是一个无法逆转根治的疾病，不过只要找到对的方法，还是可以轻松面对疼痛的。

痛风和改善方法

痛风在过去曾经有"富贵男人病"的称号，因为痛风最常出现在喜欢精致美食、饮酒过量和肥胖的男性身上；但也会发生在少数女性身上。就研究的数据来看，每一千位男性当中，有五至六位会有痛风的情况；而每一千位女性当中，只有一至三位会有痛风的情况。整体来说，三十岁到五十岁的男性，是最容易出现痛风的人群。

痛风产生的原因

所谓痛风，是指当身体的尿酸含量过高时，会在关节腔里形成尿酸单钠结晶，使关节腔红肿发炎产生疼痛。尿酸是身体在正常运作下，分解蛋白质之后所产生的物质，

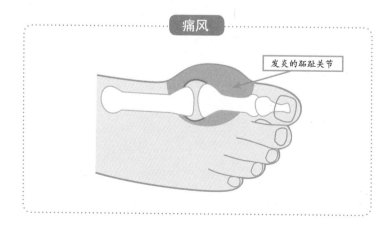

痛风

发炎的跖趾关节

可以借由一般正常的代谢机制排出体外。可是当代谢的机制失衡，或是肾脏的运作出现问题，就可能导致过量的尿酸无法顺利排出，而逐渐形成尿酸单钠结晶造成痛风。

虽然产生痛风的原因和身体的代谢机制有关，可是痛风所造成的疼痛主要在身体各处关节，所以也被归类为关节炎的一种。大约九成以上的患者在初期只有一个关节感到疼痛，而高达半数以上发炎的关节都是在第一趾的跖趾关节，其他好发部位则包括足跟、膝盖、足踝、手腕、手指等处，通常结晶要在温度较低的部位才会累积形成，所以末梢关节就成为最常出现炎症的地方。

错误的饮食习惯会引起身体代谢失衡

身体的代谢机制出现失衡，除了遗传基因的影响以外，亦与生活习惯关系密切。过多的海鲜、动物内脏、酒精、高血压病史、肥胖、过度用药、运动不足，都是引发痛风的高危因素。如果家中有痛风的遗传基因，在平常的生活中就要更加留意，也需要定期做健康检查，来确认尿酸指数。

之所以要在平时确认尿酸指数，因为痛风分为四个阶段，在初期患者是没有症状的，称为"无症状高尿酸血症"，这个阶段患者唯一的异常是，血液筛检的结果会有超标的尿酸值，其他不会有任何的疼痛或不适，所以经常被忽略。如果尿酸值已经高于正常值，生活中还是没有特别留意，就有可能衍生成"急性痛风性关节炎"。

急性痛风性关节炎

急性期的痛风真的是非常"急性"，患者在睡前没有任何症状，睡到半夜会突然被脚趾头的剧烈疼痛痛醒，在疼痛的当下多半会无法负重，也无法行走，甚至伴随着忽冷忽热的不适症状。在急性发炎期需要借由药物来缓解疼痛；当疼痛被控制下来后，患者可以稍微喘口气，而进入到下一个"间歇期"。

在间歇期的痛风患者，许多人会以为自己已经"好了"，因为在此期间，患者通常不需要服用药物，也不会有明显的疼痛。对于已经发病的患者，在生活习惯上必须特别谨慎，同时应该配合医师找出代谢失衡的真正原因。只要在饮食上留意，控制体内的尿酸浓度，通常可以有效地减少痛风复发的机会；但是如果依旧大鱼大肉、大吃生猛海鲜，就会发展到痛风的最后一个阶段"慢性痛风石关节炎"。

慢性痛风石关节炎

当急性炎症不断复发时，会让痛风慢慢衍生成慢性疼痛，尿酸单钠结晶会逐渐形成痛风石，累积在多处关节，手、肘、肩膀、脚踝等，也有可能沉积于内脏器官等部位，引发器官的衰竭。研究数据显示，从第一次急性发炎期到慢性痛风石产生，平均时间为十一至十六年，也就是说，即便在发病过后，也需要经过很长的一段时间，才会让身体产生这么大的变化。所以，如果知道自己是高尿酸的危险人群或是已经有过急性发炎病史的人，都应该更加注意生活和饮食上的习惯，才不会让病情恶化到难以挽救的地步。

改善方法：少肉、少鱼、少喝酒，多蔬、多果、多喝水

在痛风还没有发展到最后一个阶段之前，都可以靠平时的生活和饮食习惯来减少急性发炎的频率，借此避免形成慢性关节炎。在饮食方面，痛风的患者可以实行"三少三多"，也就是少肉、少鱼、少喝酒，多蔬、多果、多喝水。

前面提过，尿酸是由蛋白质分解过后形成的产物，尤其是含有嘌呤的食物与身体作用之后，会形成更多的尿酸。虽然尿酸的累积可能源自于代谢异常或是肾脏功能不全，以至于无法顺利将尿酸排出体外，但是只要减少嘌呤的摄取，就可减少身体需要代谢尿酸的负担。

含高嘌呤的食物包括海鲜、动物内脏、肉类等，虽然也有许多植物性高嘌呤的食物，但目前研究发现，植物中所含的嘌呤，即使暂时让尿酸升高，也可在短时间内排出体外，不会累积成尿酸单钠结晶。在过去，许多痛风患者太过于注重减少嘌呤的摄取，如肉类、奶类、蛋类、豆类、含嘌呤的蔬菜等通通都不碰，反而让身体的蛋白质严重缺乏，因此营养失衡。

　　如果不确定到底哪些食物可以吃、哪些不能吃，简单的分类，就是让自己多吃蔬菜水果和奶制品，少吃海鲜和肉类，尤其是动物的内脏。在几项研究中都发现，蔬菜当中即便含有嘌呤，也不会让痛风恶化，而多补充奶制品，包括牛奶、优酪乳等，可降低体内的尿酸值。蔬菜水果中含有丰富纤维素、维生素 C 和叶酸，对痛风患者很有帮助。如果无法摄取足够的蔬果，可多补充维生素 C 的营养品，一天五百毫克，两个月后对于减缓痛风会有显著改善。简单地说，均衡摄取蔬果和奶蛋制品，不仅不用担心痛风会恶化，还可以让身体的蛋白质不会过于缺乏，让身体获得更完整的营养。

　　酒精对于痛风的患者，则是一大禁忌。研究一致发现，酒精会让尿酸值升高，而且会降低身体排出尿酸的功能。不同种类的酒精中，啤酒对痛风的影响最大，这和啤酒的发酵有直接联系；其次是蒸馏酒，影响最小的则是葡萄酒。也有研究显示，少量的葡萄酒甚至有助于痛风，因为葡萄酒酿造的方式以及其中抗氧化的效果，可以强化尿酸的排出。虽然如此，我还是不建议饮酒过量，如果偶尔小酌两杯，葡萄酒是比较合适的选择。

　　对于痛风的患者来说，除了"水"之外，其他含有糖分的饮料都不适合。水分可以让尿酸更有机会排出体外，一天至少要饮用六到八杯水。而含糖分的饮料，包括可乐、汽水、果汁等，都会增加肾脏的负担，最好不要饮用。此外，含高糖分、高盐分的零食，例如糖果、饼干、冰淇淋、巧克力等，也都应该避免。

运动可增加代谢率，降低尿酸值

运动对于痛风的患者也是非常重要的环节，运动可以促进身体的新陈代谢，增强基础代谢率，所以会流汗、有点喘的心肺运动是最适合的项目，例如慢跑、游泳、骑脚踏车或是有氧舞蹈等，对于降低体内的尿酸值有显著的效果。不过，运动最困难的就是持之以恒，要让自己每天至少花三十分钟以上做运动，效果才能看得到。

当饮食中以蔬菜水果为主、不喝含糖分的饮料、运动量又足够，体重自然就会跟着慢慢降下来！许多研究都发现肥胖是让痛风恶化的一大危险因子，有些研究以身体质量指数（Body Mass Index，BMI）为基准，有些研究以腰围和身高比例为基准，都发现肥胖对于痛风有直接的负面影响。而因为肥胖也同时会增加心血管、血压、关节的负担，如果能够下定决心瘦身，相信痛风的发作频率也会跟着降下来。

痛风在初期可以借由生活中的小细节来控制，相对于其他类型的关节炎，痛风需要在饮食上特别谨慎，才可以避免病情恶化。简单地说，尿酸的少形成和多排出，是减缓尿酸累积沉淀的不二法则，而要让身体代谢完整而有效率，就要减少肾脏的负担，促进新陈代谢。平常的饮食，最好能够以少油少盐少糖为佳，多吃蔬果，多补充水分，才能够降低痛风急性发作的频率，不让慢性疼痛找上身。

后 语

克服疼痛不是一件容易的事情，更是一条漫长的路，很多道理听过很多次，可是要能够实践在生活当中，真的是一大挑战。

从医学院毕业到现在，我看到了、听到了许多和"疼痛"有关的故事，当初想要从数学系转换跑道投入"健康"这个领域，就是希望能够尽自己的一份力量，来帮助世界上需要帮助的人。选择回来台湾，是因为希望能够通过脊骨神经医学，从一个不同的医学角度，帮助更多的人远离疼痛、恢复健康。可是，当自己看到了这么多不同的案例，因为各种因素而深陷在疼痛当中，尤其是超出脊椎、骨骼、关节、肌肉原因所造成的疼痛，就更让我感到心痛而无力。也因此，在医学院毕业之后，我广泛地涉猎各种方法，阅读书籍、上进阶课程，希望能够用更宽广的视野、更多元的手法，来面对"疼痛"这个问题。换句话说，医学院的课程让我奠定了扎实的医学基础，而真正的"学习"，则是当我亲自面对问题的时候所使用的方法和逻辑。

每当我听到有人因为疼痛而影响到人际关系、夫妻感情、工作事业、人生态度等，我就希望可以跟对方好好谈一谈，试图找出问题最深层的根源。有些病痛，也许已经有结构破坏而无法根治；有些病痛，也许你其实知道改善的方法只是无力去做；有些病痛，也许你知道问题的根源却不愿意面对；而我，很期盼通过文字，帮助你克服疼痛，用最简单的方式，减缓疼痛对你带来的困扰。

　　我曾经因为车祸受伤而需要定期复健治疗，也因为压力过大而无法入睡；和许多人一样，曾因为情绪的低潮而呼吸困难，因为姿势不良而全身疼痛。在这些过程中，我不断地找方法，减低疼痛可能对我带来的影响，而我也深刻地体会到，自愈力真的很奇妙，最好的医生原来就住在你的身体里！只要好好让自己在身心各方面处于"平衡"的状态，许多疼痛真的可以不药而愈！

　　这本书我写了两年多，中间经历了许多事情。这里有我想对你说的话，特别将这本书献给所有我认识过、爱过的你，希望在你远离疼痛后，可以重新点燃对生命的热情，让梦想起飞！

每天3招，
疼痛不见了

颈部伸展

起床动作 1

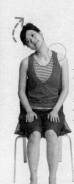

3 在步骤2稍事停留后，以顺时针方向转动颈部，转到右侧时，左侧颈部应有伸展开来的感觉

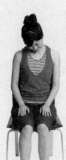

1 预备动作，上身挺直坐在椅子上，身体放松

2 轻轻将颈部往前压低，直到后颈部有被拉开的感觉

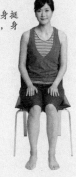

☆注意，做伸展时要抬头挺胸，千万记得不要驼背
☆速度要尽量放慢，以20秒转一圈的速度为佳
☆若有头晕的情况，可以将速度再放慢或是将角度拉回来一点，不需要太过用力，有拉伸到的感觉即可

Point

4 转到正后方时可稍事停留，前颈应有伸展开来的感觉

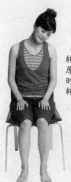

6 转一圈后回到原点，再以逆时针方向慢慢转一圈

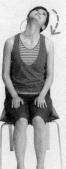

5 继续顺时针的方向转到左侧以伸展右侧的颈部肌肉，并稍事停留

顺时针和逆时针方向各转五圈

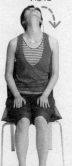

侧身伸展

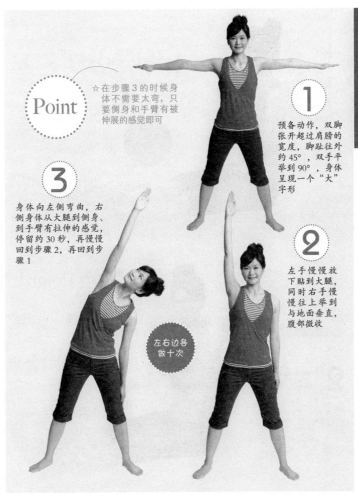

Point

☆在步骤3的时候身体不需要太弯，只要侧身和手臂有被伸展的感觉即可

1

预备动作，双脚张开超过肩膀的宽度，脚趾往外约45°，双手平举到90°，身体呈现一个"大"字形

3

身体向左侧弯曲，右侧身体从大腿到侧身到手臂有拉伸的感觉，停留约30秒，再慢慢回到步骤2，再回到步骤1

左右边各做十次

2

左手慢慢放下贴到大腿，同时右手慢慢往上举到与地面垂直，腹部微收

坐姿腰椎扭转

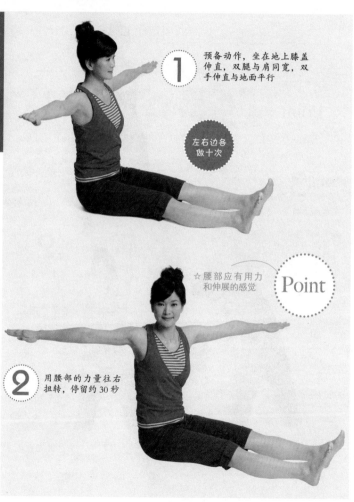

1 预备动作，坐在地上膝盖伸直，双腿与肩同宽，双手伸直与地面平行

左右边各做十次

☆腰部应有用力和伸展的感觉

Point

2 用腰部的力量往右扭转，停留约30秒

手臂转圈（肩膀活动度）

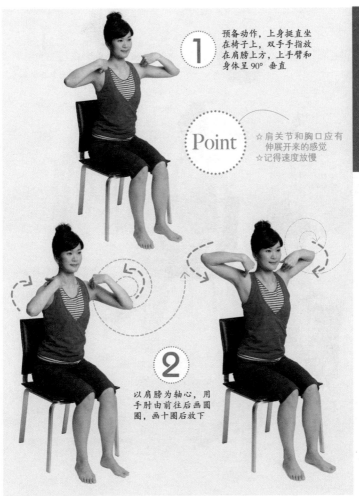

1 预备动作，上身挺直坐在椅子上，双手手指放在肩膀上方，上手臂和身体呈 90° 垂直

Point

☆肩关节和胸口应有伸展开来的感觉
☆记得速度放慢

2 以肩膀为轴心，用手肘由前往后画圆圈，画十圈后放下

腰部扭转

办公室动作2

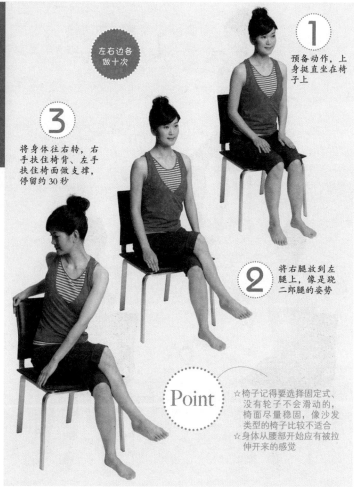

左右边各
做十次

1
预备动作，上
身挺直坐在椅
子上

2
将右腿放到左
腿上，像是跷
二郎腿的姿势

3
将身体往右转，右
手扶住椅背、左手
扶住椅面做支撑，
停留约30秒

Point

☆椅子记得要选择固定式、
没有轮子不会滑动的，
椅面尽量稳固，像沙发
类型的椅子比较不适合
☆身体从腰部开始应有被拉
伸开来的感觉

臀部伸展

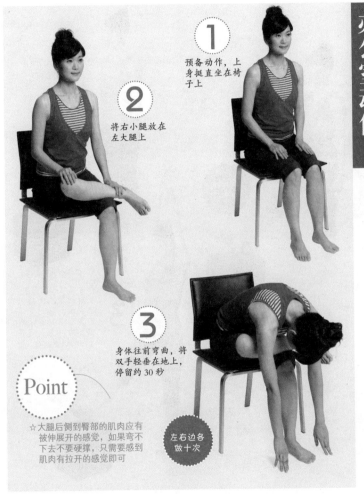

办公室动作 3

1 预备动作，上身挺直坐在椅子上

2 将右小腿放在左大腿上

3 身体往前弯曲，将双手轻垂在地上，停留约 30 秒

Point

☆大腿后侧到臀部的肌肉应有被伸展开的感觉，如果弯不下去不要硬撑，只需要感到肌肉有拉开的感觉即可

左右边各做十次

大腿后侧伸展

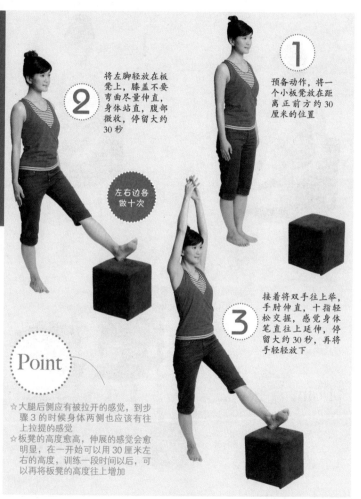

2 将左脚轻放在板凳上，膝盖不要弯曲尽量伸直，身体站直，腹部微收，停留大约30秒

左右边各做十次

1 预备动作，将一个小板凳放在距离正前方约30厘米的位置

3 接着将双手往上举，手肘伸直，十指轻松交握，感觉身体笔直往上延伸，停留大约30秒，再将手轻轻放下

Point

☆大腿后侧应有被拉开的感觉，到步骤3的时候身体两侧也应该有往上拉提的感觉
☆板凳的高度愈高，伸展的感觉会愈明显，在一开始可以用30厘米左右的高度，训练一段时间以后，可以再将板凳的高度往上增加

大腿内侧伸展

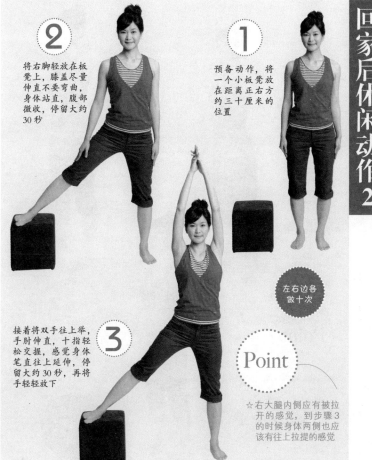

② 将右脚轻放在板凳上,膝盖尽量伸直不要弯曲,身体站直,腹部微收,停留大约30秒

① 预备动作,将一个小板凳放在距离正右方约三十厘米的位置

左右边各做十次

③ 接着将双手往上举,手肘伸直,十指轻松交握,感觉身体笔直往上延伸,停留大约30秒,再将手轻轻放下

Point

☆右大腿内侧应有被拉开的感觉,到步骤3的时候身体两侧也应该有往上拉提的感觉

手臂画圈

回家后休闲动作3

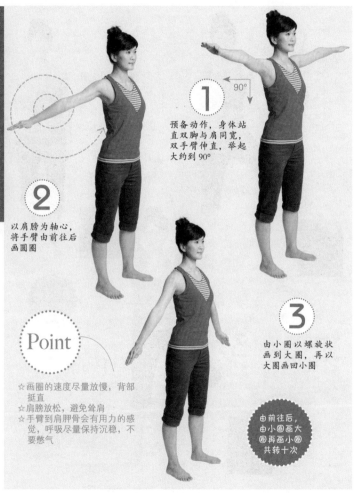

1 90°

预备动作，身体站直双脚与肩同宽，双手臂伸直，举起大约到90°

2

以肩膀为轴心，将手臂由前往后画圆圈

3

由小圈以螺旋状画到大圈，再以大圈画回小圈

Point

☆画圈的速度尽量放慢，背部挺直
☆肩膀放松，避免耸肩
☆手臂到肩胛骨会有用力的感觉，呼吸尽量保持沉稳，不要憋气

由前往后，由小圈画大圈再画小圈共转十次

床上颈部伸展

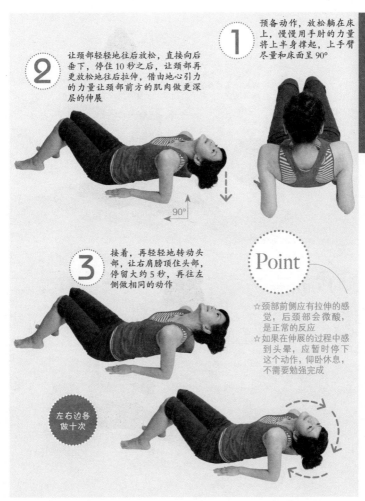

睡前动作1

2 让颈部轻轻地往后放松，直接向后垂下，停住 10 秒之后，让颈部再更放松地往后拉伸，借由地心引力的力量让颈部前方的肌肉做更深层的伸展

1 预备动作，放松躺在床上，慢慢用手肘的力量将上半身撑起，上手臂尽量和床面呈 90°

90°

3 接着，再轻轻地转动头部，让右肩膀顶住头部，停留大约 5 秒，再往左侧做相同的动作

Point

☆颈部前侧应有拉伸的感觉，后颈部会微酸，是正常的反应
☆如果在伸展的过程中感到头晕，应暂时停下这个动作，仰卧休息，不需要勉强完成

左右边各做十次

侧腰后腿伸展

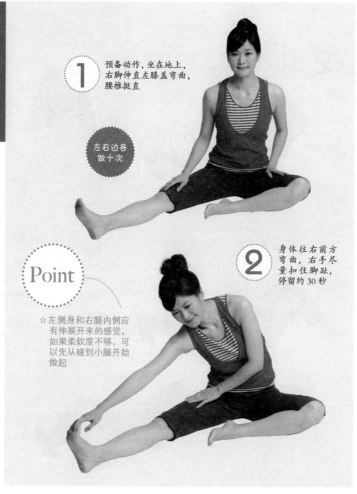

睡前动作2

1 预备动作，坐在地上，右脚伸直左膝盖弯曲，腰椎挺直

左右边各做十次

2 身体往右前方弯曲，右手尽量扣住脚趾，停留约30秒

Point

☆左侧身和右腿内侧应有伸展开来的感觉，如果柔软度不够，可以先从碰到小腿开始做起

194

腰背伸展

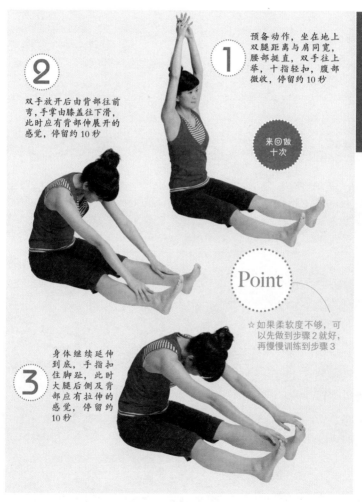

1 预备动作，坐在地上双腿距离与肩同宽，腰部挺直，双手往上举，十指轻扣，腹部微收，停留约10秒

来回做十次

2 双手放开后由背部往前弯，手掌由膝盖往下滑，此时应有背部伸展开的感觉，停留约10秒

Point

☆如果柔软度不够，可以先做到步骤2就好，再慢慢训练到步骤3

3 身体继续延伸到底，手指扣住脚趾，此时大腿后侧及背部应有拉伸的感觉，停留约10秒